自律神経みるみる整う

魔法のヨガ

Be beautiful and happy.

B-life

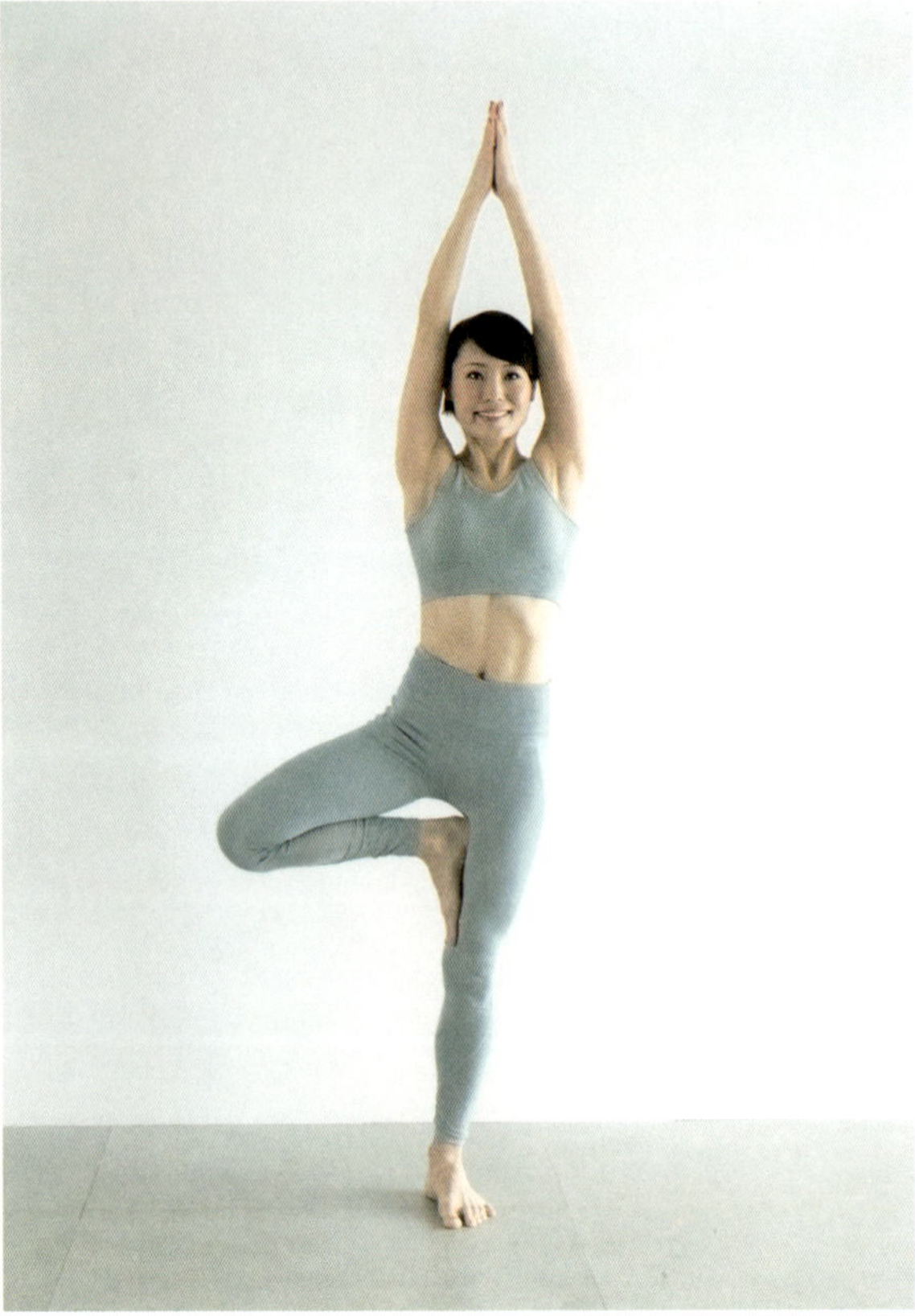

本当に気持ちがいいことは、自然と続いてしまう。

突然ですが、あなたにとっての理想の毎日は、どんなものでしょうか。

・さわやかな目覚めとともに、朝から明るく前向きに一日を過ごす。
・何事もテキパキとこなし、物事を先延ばししない。
・適度な運動を楽しんで行い、すっきりとした体型を維持している。
・無理な制限なしに、毎回の食事を健康的に楽しんでいる。

誰もが一度はこんな生活に憧れるもの。しかし現実では、なんとなくこんな悩みや不調を抱える毎日を送っていませんか。

・寝ても疲れが取れない。
・体力不足が気になる。
・痩せにくく代謝の悪い体になっている。
・仕事や家事でストレスが溜まっている。
・長時間のデスクワーク、スマホの見過ぎで首や肩、腰が痛い。
・やろうと思っていたことを先延ばしにしがち。

理想と現実のこの違いが生まれる原因はただひとつ。
それは日々の「習慣」です。

はじめまして、YouTubeチャンネル「B-life」のトモヤです。インストラクターである妻のマリコとともに、短時間でできるヨガやフィットネスの動画を紹介しています。

2015年9月、僕たち夫婦のもとに、はじめての娘が誕生しました。

マリコは、妊娠前までヨガやフィットネスのインストラクター、バレエの講師として現役バリバリの生活を送っていました。週に20本近くのレッスンをこなし、50人も入る大きなスタジオがいつも満員となる人気のインストラクターでした。

しかし、妊娠・出産を機にレッスンが全くできなくなり、10kgも太ってしまったのです。その体をどうやって元通りに戻すのか、契約が切れてしまったインストラクターの仕事をどうやって復活させるのか、悶々とした日々を送っていました。

僕もサラリーマンを辞めて新しいビジネスを模索していた段階で、娘が産まれた当時、なんと二人とも無職だったのです……。

そんな時、僕達はYouTubeに出会います。

当時、他のビジネスでYouTube動画を参考にしていた僕は、動画の可能性を強く感じ、マリコにYouTubeで集客しようと提案をします。

2016年4月にYouTubeチャンネル「B-life」を開設し、週に2本のペースで動画を配信し続けました。マリコが産後ダイエットのために取り入れていた骨盤矯正や体幹エクササイズの動画が人気になり、徐々に視聴者が増え始めました。マリコと同じように、出産後、育児に追われてなかなか運動できない方、仕事が忙しかったり、近くに運動する施設がない方が、B-lifeの動画を見てくれるようになりました。3年経った今では、チャンネル登録者数は40万人以上にまで達しています。

僕たちは2018年1月から、新しい試みを始めました。それは「B-lifeカレンダープログラム」というものです。今まで公開した様々なテーマの動画を整理し、4週間の完全オリジナルプログラムを無料で提供し始めました。

このプログラムは毎日3つのパートでできています。朝起きてすぐ行う「朝ヨガ」、昼間に行う「有酸素運動と体幹エクササイズ」、そして夜寝る前に行う「夜ヨガ」です。

公開以降、たくさんの感謝の言葉をいただくようになりました。

「ジムだと続かなかったのに、これだと気持ちがよくて自然と続けられました」
「1週間で体に変化が出てきて、初めて友人に脚を細いと褒められました！」
「足のむくみが全くなくなり、下半身がすっきりしました。余分な肉がとれて、ウエスト周りは5センチくらいダウン！」

「朝ヨガからはじまり、最後はリラックスヨガで一日が締めくくられて、気持ちがいいです。私は現在うつ病の治療中なのですが、精神的にも少し楽になり、ヨガに更に興味が湧きました」

「いつの間にか、ごく自然に体力がアップしており、本当に感動致しました」

「簡単なものから高度なものまで、体の隅々まで効くレッスンが入った、バラエティに富んだ大変素晴らしいプログラムだと思います」

「きついトレーニングは苦手意識があり、今まで避けていたのですが、プログラムで何をやればいいかがわかり、前向きな気持ちで楽しく取り組むことができました」

ここで、視聴者であるAさんからいただいたお手紙を紹介させてください。

「現在50代前半の私達夫婦がB-lifeさんのヨガと出逢ったのは約二年半前のことです。

当時うつ病と診断された妻は心療内科に通っていました。そこで処方された薬は副作用がキツく、断念せざるを得ませんでした。生活スタイルや食べ物など試行錯誤しながら改善に取り組みましたが 効果なく途方に暮れていた所、ヨガがうつに効果があるという記事を見つけました。ネットでいろいろと検索したところ、B-lifeさんの動画と出逢ったのです。

ヨガというと、難しいポーズ、精神修行など、あまりいいイメージはなかったのですが、いざ取り組んで見るとゆっくりと妻に変化が見え始めてきました。対人恐怖、引きこもり、寝付けない、不安症などの症状を抱えていたのが、それこそ固まった氷がジワジワ溶け出すようにゆっくりと改善されてゆくのが目に見えてわかりました。

B-lifeさんの動画は、初心者の私達にも簡単にできるポーズばかりで、最初のヨガへのイメージとは全く異なるモノでした。

何故このポーズが良いのか、どういう効果があるのかを、リラックス効果の高い音楽と共に、優しく丁寧に解説しながら導いて下さります。

ヨガの基本である深い呼吸とゆったりした動作により、心身ともにリラックス効果が行き渡り、うつの改善に繋がったんだと思います。

今では毎晩イビキをかいて熟睡し、友達ともしょっちゅうランチを楽しむ昔の妻に戻ってくれて、とても嬉しく思います。

今後も夫婦共に健康維持の為にヨガを続けていきます。

B-lifeさんには心より感謝しております。」

自宅でできるヨガでなければ、このようなお手紙をいただけることはなかったと思います。不調を抱えていたり、毎日忙しい方は、ヨガを習慣化したり、何かを新しく始めることが難しいものです。でも、「自分にとって本当に気持ちのいいことなら、自然と続けられる」ということを、Aさんから改めて教えていただきました。

以前、マリコにこのような質問をしたことがあります。

「将来はどうなりたいの？　夢はないの？」

そしたら、「私、夢なんかない」って言うんですね。

何度も聞くんですが、やっぱり夢は特にないんです……。でも、突き詰めて聞いていくと、マリコの中では未来というのは単に今の延長線上にあるだけで、「今を精一杯生きる」というモットーをすごく大事にして生きています。

「一日一回、充実したことをする」

そうすると、「今日もがんばった」「達成感が得られた」と自分で自分を褒められるようになります。満足度や幸福度もあがって、自然とポジティブな気持ちが生まれます。

本の中でも詳しく紹介していますが、マリコが毎日ヨガをしたり走ったりするのも、この「充実感」を味わうために他なりません。それが毎日積み重なって、彼女の人生の土台を作っています。

初めてこの本を手にとった方も、B-lifeをすでに実践されている方も、きっとヨガに興味があって、不調を改善したり、体を引き締めたいと思う方ばかりだと思います。最初からいきなりハードなヨガや運動をしようとすると、なかなか長続きしません。

まずは、「自分にとって心地よく感じるヨガ」を実践して、充実感や満足感を味わってほしいです。そうすることにより、日々ヨガをすることがとても気持ちよくなり、体を引き締めるハードなヨガも少しずつ、自然と取り入れられるようになります。

今回の本では、ヨガ以外のマリコの生活習慣も紹介しています。朝、昼、夜、それぞれのヨガを実践しながら、これらの習慣もできる範囲で取り入れてみましょう。巻末のカレンダープログラムを使い、毎日のヨガを習慣化してみてください。もちろん、すべてやらなくても大丈夫。自分の体と向き合い、心と体が喜ぶものを取り入れてください。

テーマはシンプル。

「毎日ヨガを実践して、充実感を味わう」これだけです。

この本と一緒に、誰でも自宅で簡単に始められるおうちヨガ習慣を始めてみましょう。

TOMOYA

心の習慣

食の習慣

本書の内容

本書はB-lifeインストラクターMarikoが実際に行っている
朝、昼、夜の習慣と、各シーンに効果的なポーズを20種類紹介しています。
疲れているときは1ポーズでも大丈夫。
自分が心地よいと思う感覚を大切にしましょう。

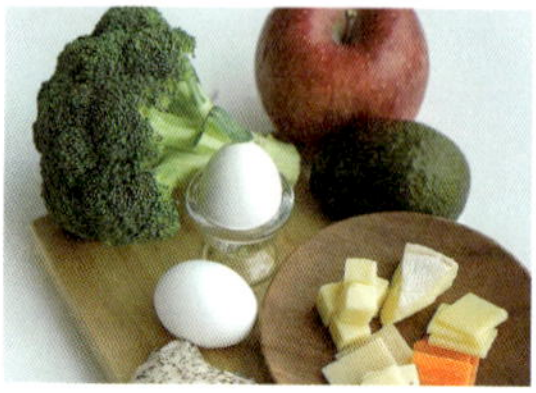

① 朝昼夜の習慣

Mariko流の毎日のルーティン、食事法、入浴法、マッサージなどを紹介。

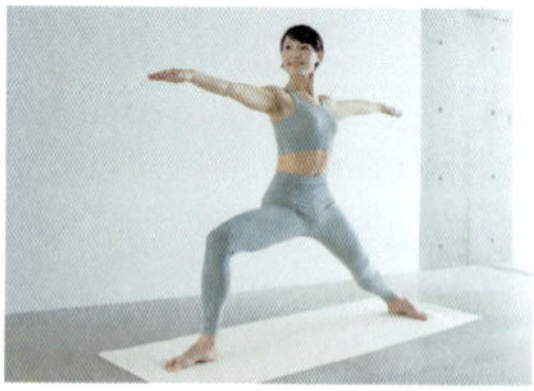

② 朝昼夜のヨガの紹介

この本に合わせて、朝昼夜の特別なヨガプログラムを紹介。QRコードから動画へ。

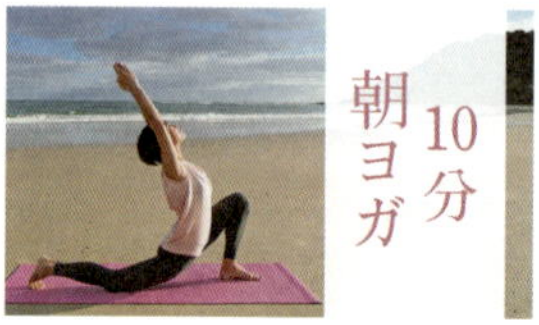

③ 動画紹介

②以外のオススメ動画を紹介。再生時間が書かれているので、自分のペースに合わせられる。

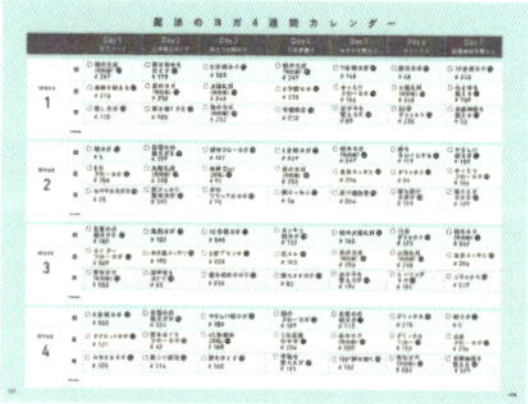

④ 4週間プログラム

4週間でヨガ生活を習慣化するカレンダープログラム。詳細は125ページ「カレンダーの使い方」へ。

事前の準備

① ヨガマット

ポーズを正しく、かつ安全に取ることができる。初心者は1000円前後のポリ塩化ビニル製でもOK。慣れてきたら軽くて薄いTPE素材がオススメ。厚さは4〜6㎜が持ち運びやすい。

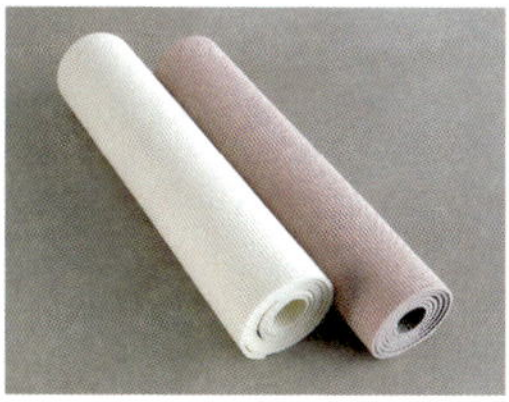

② クッションやバスタオル

座ると骨盤が後傾しやすい人は、お尻にクッションやバスタオルを敷くと骨盤が立ちやすくなる。専用のヨガブロックもあるが、クッションやバスタオルで代用できる。

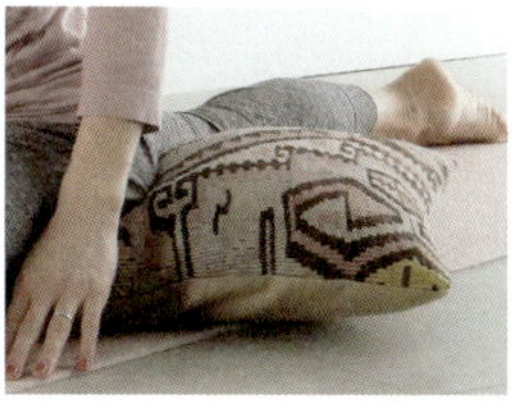

③ 服　装

動きやすければOK。伸縮性があるものが理想。ジーンズなど、伸縮性のない素材は避ける。素足で行うのが基本だが、冷えが気になるときは滑り止めのある靴下を履く。

④ 集中しやすい場所で

暑すぎない、寒すぎない、直射日光が当たらない、騒音が少ないなど、集中しやすい場所を選ぶ。不快に感じることは集中の妨げになるので、極力なくす。

⑤ 食事の直後は避ける

胃に食べ物があると、消化へエネルギーが使われる分、ヨガのためのエネルギーが減り、効果が得にくい。胃に負担のかかるポーズもあるため、食後1時間はあける。

⑥ その他の注意事項

・発熱時や体調が悪い時はお休みする。
・月経中は逆転のポーズやお腹に負担のかかるポーズは避ける。
・妊娠中や出産直後、怪我の後遺症や持病がある場合は、医師に相談の上行う。

朝の習慣

Mariko流　朝のタイムテーブル

am 5:00	起床。冬場は5時半～6時 朝日を浴びて白湯を飲む
am 5:30	瞑想と朝ヨガ
am 6:00	仕事。プログラムの内容や構成を考えるなど、 クリエイティブな考え事はだいたい朝に行う
am 7:30	朝食の準備。高たんぱく質を心がける
am 8:00	娘を起こして朝食をとる
am 9:00	娘を保育園へ送る

自分に自信を持ち、
何事も主体的に
行動できるようになる

朝日を浴びて白湯を飲む

朝起きたらカーテンを開けて、ウーンと大きく伸びをしながら、自然光を浴びるのが長年の習慣になっています。毎朝5時から6時の間に起きるので、夏場はちょうど日の出の時刻と重なって、晴れていたら朝日を浴びることができます。

冬場のその時間は日の出の前なので、まだ薄暗い状態。ところどころ明るくなった空を見ると、睡眠中に優位になっていた副交感神経が交感神経に切り替わり、朝のスイッチが入る感じがします。ご自身にあった起床時間でかまいません。起きたらまず自然光を浴びてみると、スイッチの切り替わりを実感できると思います。

朝日を浴びたあとに、白湯をゆっくり飲むのも日課になっています。管理栄養士の豊永彩子さん（116ページ）に勧められたことがきっかけで、白湯が目覚めの一杯になりました。

以前は、胃腸の目覚めには冷たい水のほうがいいのかと思っていましたが、白湯に切り替えてみると、胃腸がじんわりと温まる感覚がなんとも心地よいのです。胃腸は冷やさないほうが働きがよくなると言いますが、それを実感できるはずです。

また、白湯には味覚をリセットする効果もあります。ジャンクフードやスナック菓子、味付けの濃い食事を欲しにくくなります。必然的にゆっくり飲むことになるので、心穏やかにリラックスした気持ちで一日を始められるのも、続けられる理由です。

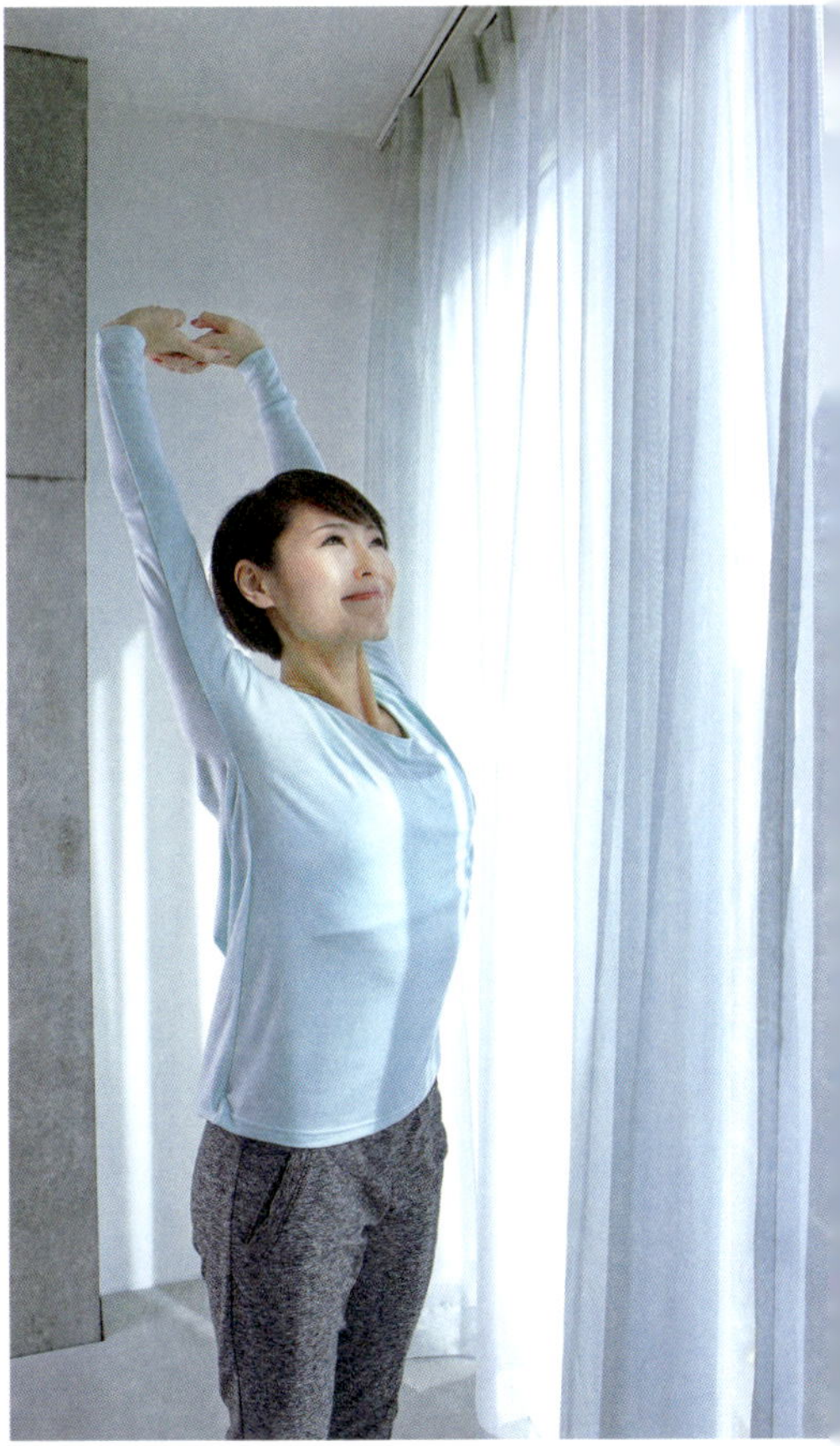

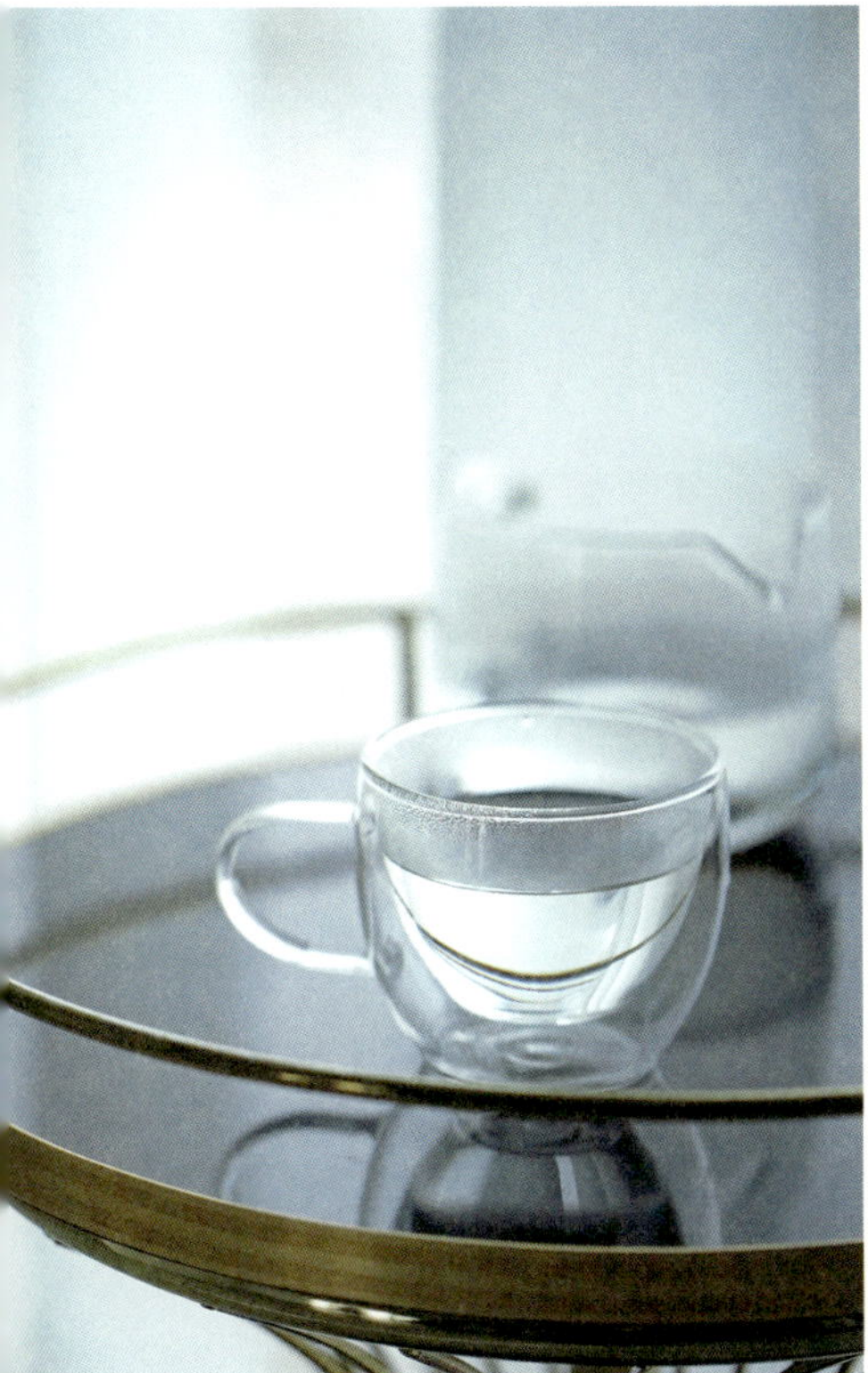

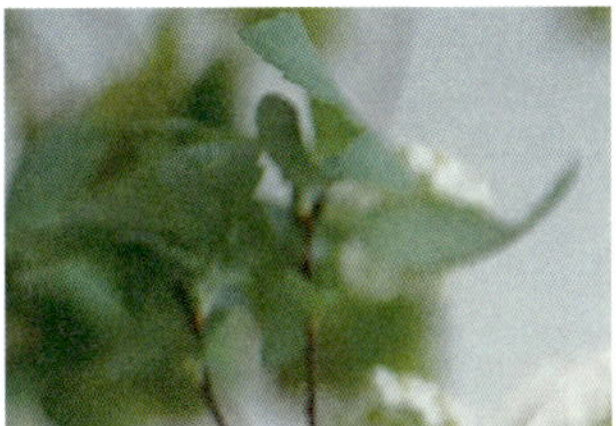

たった２分でその日の自分がわかる

瞑想と呼吸

朝ヨガをする前に、マットの上に座って、呼吸の音に耳を傾けます。鼻から吸って、鼻から吐くという、普段と同じ鼻呼吸です。目はその日によって、完全に閉じるときもあれば、斜め下を見る半眼のときもあります。

ほんの2〜3分この時間を設けることで、ヨガへの集中力も高まり、効果がアップします。また、こっていたり痛い部分、胃腸の調子ややる気の有無など、自分の内面を見つめる時間になり、その日の自分自身の状態を知ることができます。

調子がいいのがよくて、悪いのはダメ、ということではありません。そうしたジャッジをせずに、ありのままを感じて受け止めることが大切です。

誰にだって「今日はなんだかだるい」「カラダが重いな」と感じる日や、眠気がなかなか取れなくてボンヤリする日があるものです。調子がイマイチだとわかれば、ヨガのポーズを緩めるなど、頑張りすぎずに行えます。「今日はミスをしやすいかもしれないから気をつけよう」という、その日の心構えもできるでしょう。

ときには、ついついほかの考えが浮かんできてしまうことも。でも決してそっちに気を取られないようにします。頭の中に浮かぶ雑念が右から左へ通り過ぎていくイメージで、ゆるやかに受け流します。

朝に瞑想をすることで、すっきりとした思考で一日を過ごすことができます。

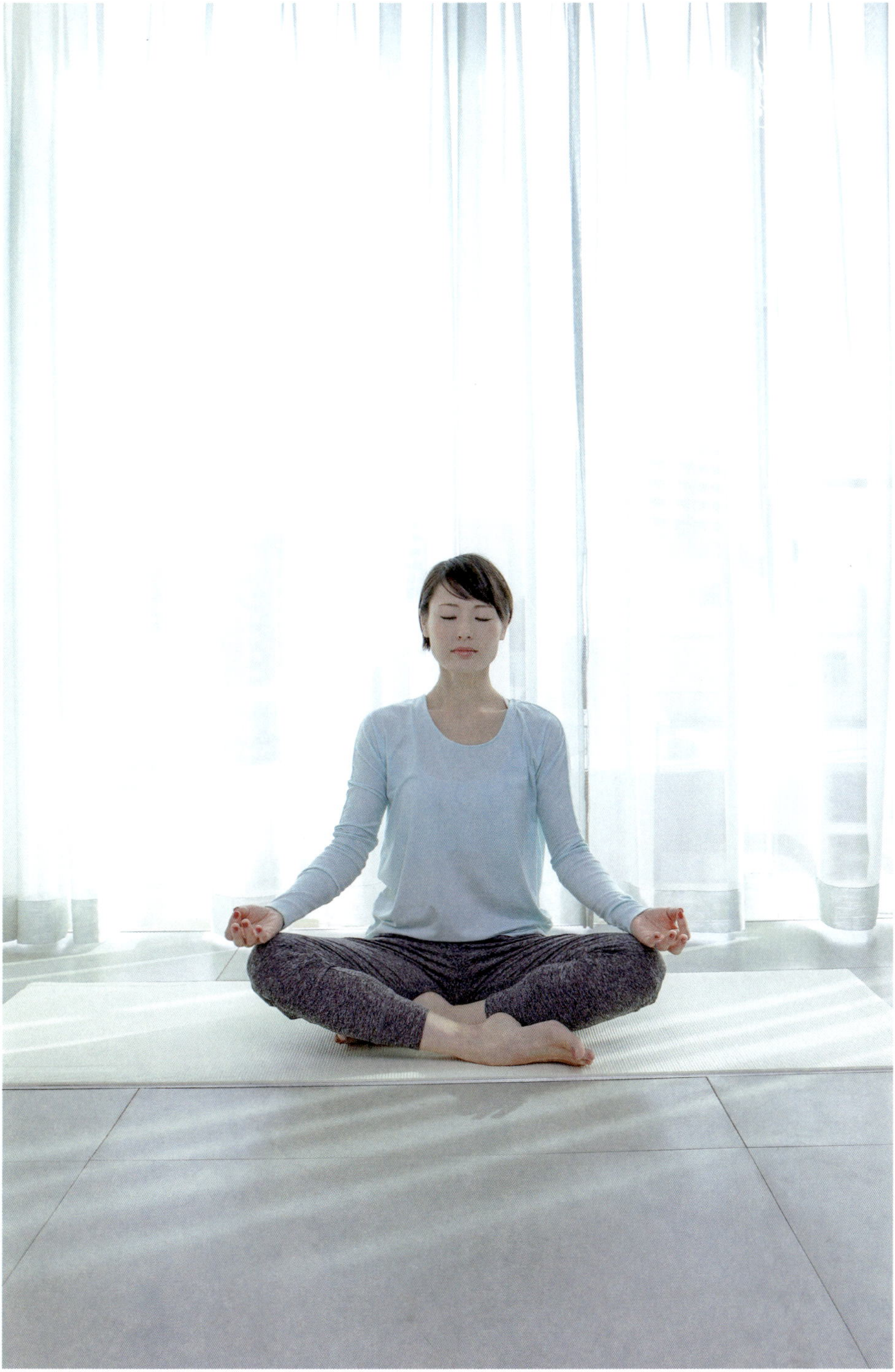

▲動画は
ここから！

22〜31ページの「朝のヨガ【特別編】」の動画　＃247／14分

朝ヨガの習慣

朝ヨガでは、体を気持ちよくほぐしながら代謝とともに体温を上げていきます。自律神経を刺激して、就寝中に優位になっていた副交感神経が交感神経に切り替わることで、心身ともに活動的になり、前向きな気持ちで一日を始められます。

私が毎日朝ヨガで取り入れているオススメポーズを5つ紹介します。前述した「呼吸と瞑想」を2〜3分ほど行ってから始めてみてください。

時間のある方は、太陽礼拝も行うと、全身の血行が促進されて内側からポカポカ温まり、代謝が抜群によくなります。たった10分で驚くほど気持ちよく心と体の目覚めを実感できるはずです。

私の夫は、朝ヨガを習慣にしたら、首のこりからくる手の痺れが治りました。いくつもの病院を回り、MRIでも原因が不明だった痺れが、朝ヨガで解消されたのです。理由は定かではありませんが、ヨガによって血行がよくなり、首の縮みが伸びたことで、神経の圧迫がなくなったのかもしれません。

忙しくてできない日が続くと痺れが出るようですが、やればすぐ収まるとのこと。このように、自分の不調を自分で直す方法を知っていることは、とても強みになるはずです。

自分にとって心地よいもの、やりやすいものを1ポーズでも構いません。ポーズ

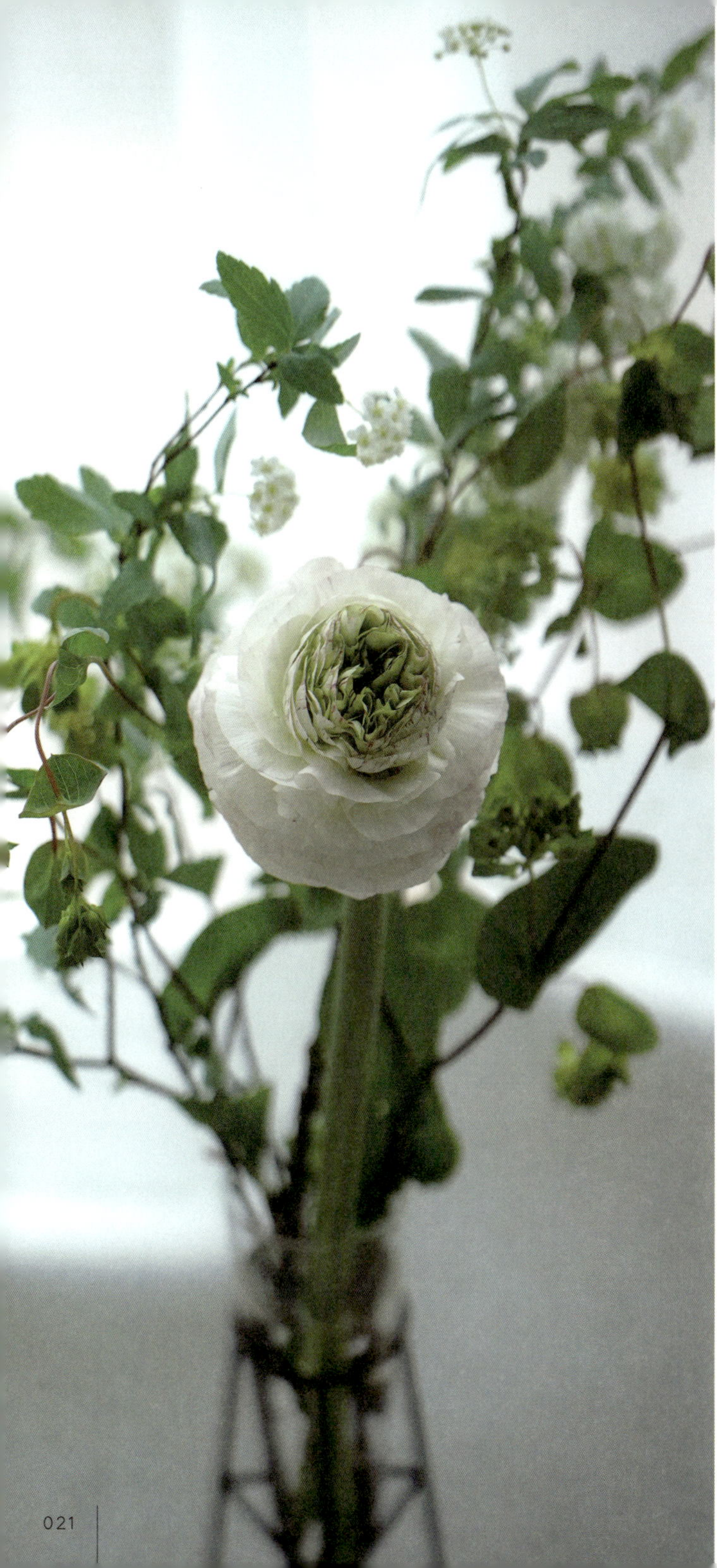

の効能を見て、その日の自分に必要なものを丁寧にやる方法もあります。
大切なのは、自分にあった方法で、無理なく続けてみることです。

体の芯から目覚める

キャット&カウ

・内臓の調子を整える
・背中をほぐす
・呼吸機能を高める
・自律神経を整える

1　四つ這いになり、手は肩の真下に、ひざは腰幅に開く。

2　息を吐きながら、背中を丸めて上げる。肩甲骨の間を上から吊られるイメージで。

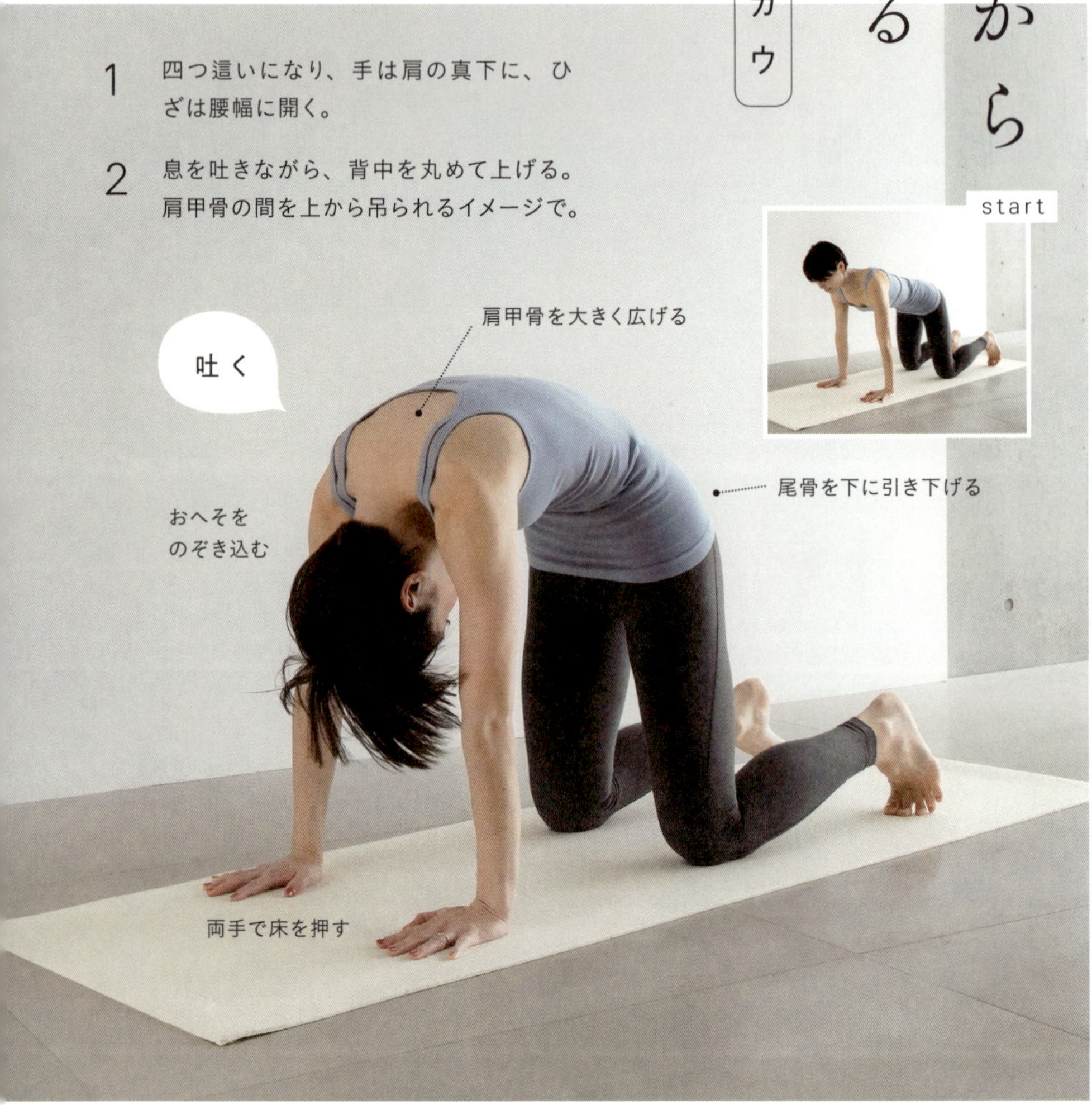
start
吐く
肩甲骨を大きく広げる
尾骨を下に引き下げる
おへそを
のぞき込む
両手で床を押す

一日の始まりにするウォーミングアップに最適なポーズ。寝ている間にこりやすい背中や腰をほぐしながら、背骨を通る自律神経を刺激して、体を活動的なモードにします。

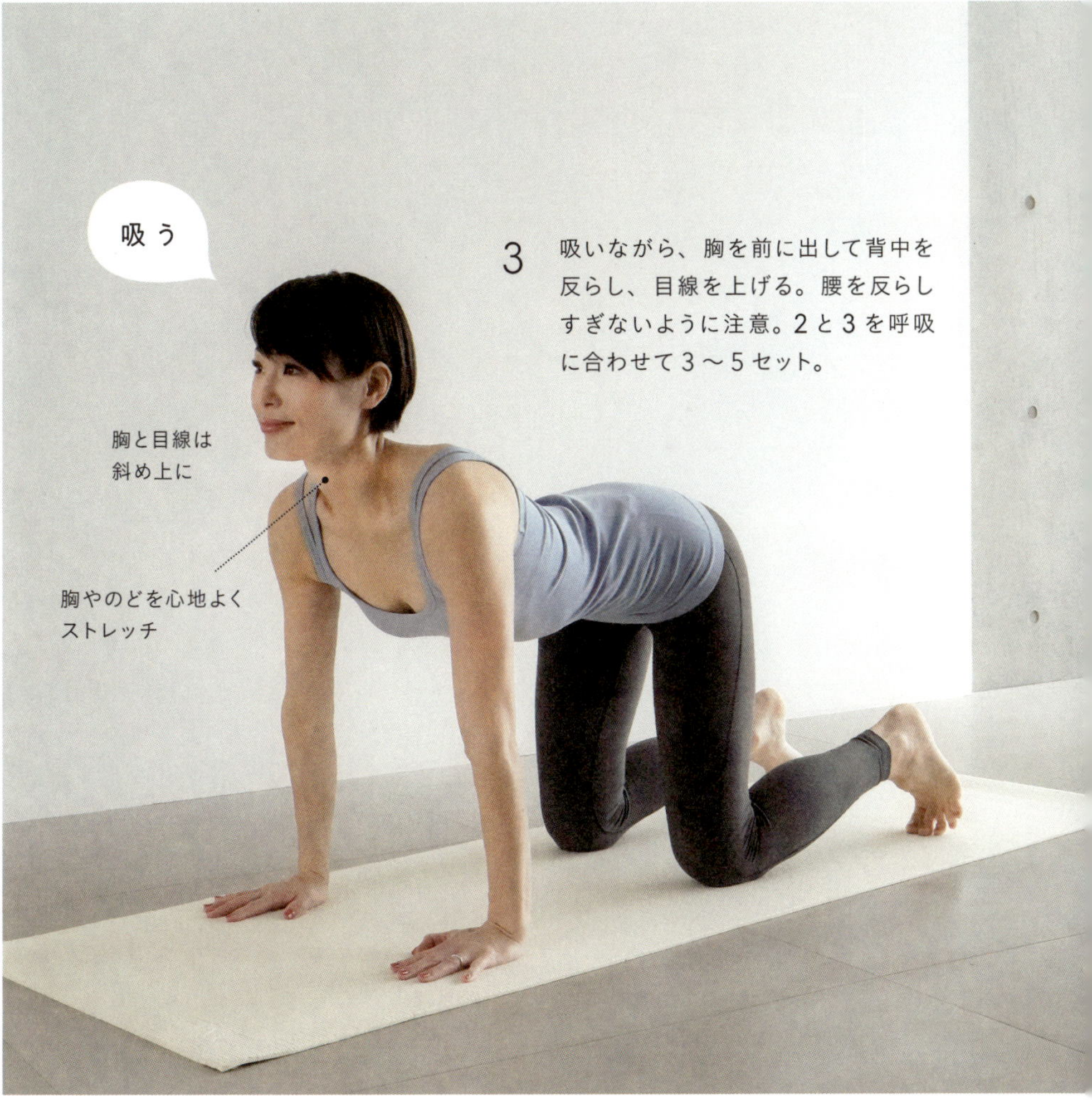

吸う
胸と目線は
斜め上に
胸やのどを心地よく
ストレッチ

3　吸いながら、胸を前に出して背中を反らし、目線を上げる。腰を反らしすぎないように注意。2と3を呼吸に合わせて3～5セット。

デトックスを促す

猫の伸びのポーズ

・肩こり・背中のこりを解消
・便秘解消
・リフレッシュ効果
・冷えの改善

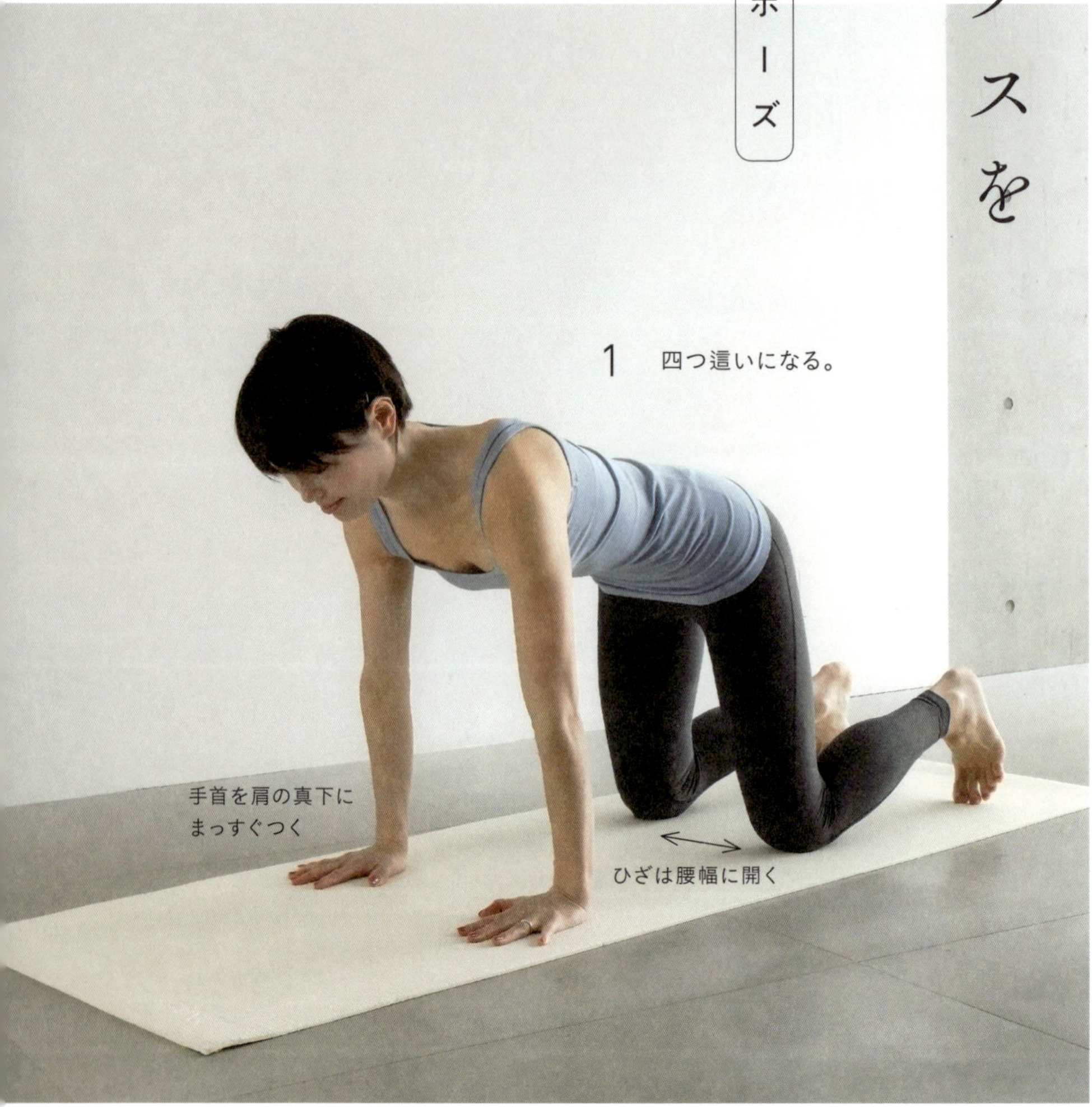

1　四つ這いになる。
手首を肩の真下に
まっすぐつく
ひざは腰幅に開く

肩こりの解消や背骨の柔軟性を高めるとして有名なこのポーズ。腸のぜんどう運動を活性化させるため、スムーズなお通じを促したい朝にぴったり。おならが出たら上手にできている証拠です。

easy

床に胸がつかない場合は、
おでこをつけて行う。

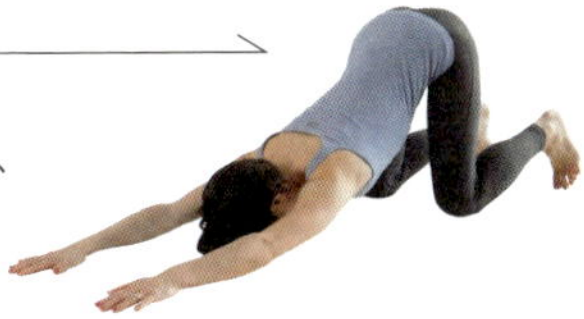

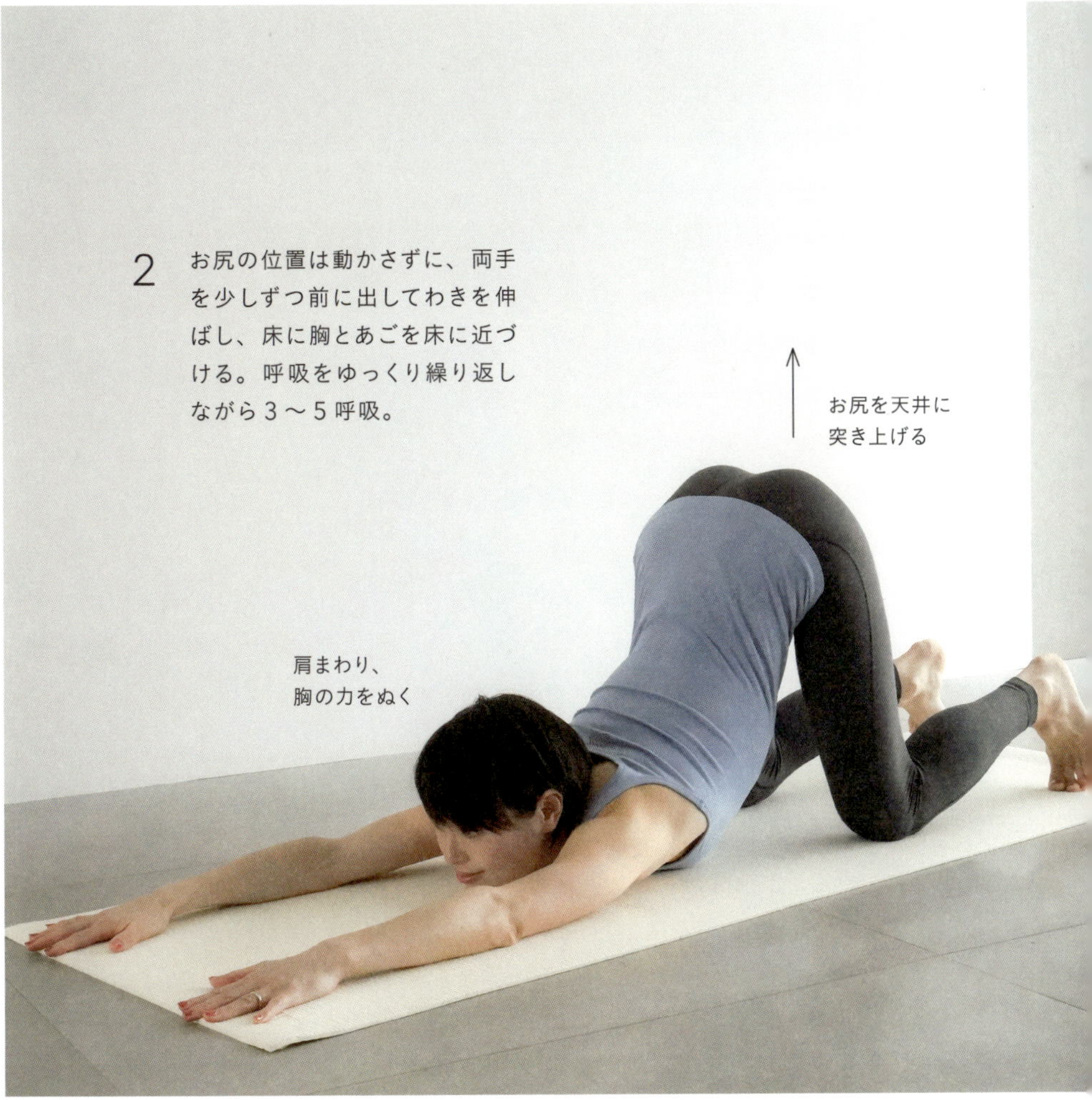

お尻を天井に
突き上げる
肩まわり、
胸の力をぬく

2 お尻の位置は動かさずに、両手を少しずつ前に出してわきを伸ばし、床に胸とあごを床に近づける。呼吸をゆっくり繰り返しながら3～5呼吸。

呼吸を深める

かんぬきのポーズ

- 呼吸機能を高める
- 消化機能を高める
- 背骨を整える
- 腰痛の緩和

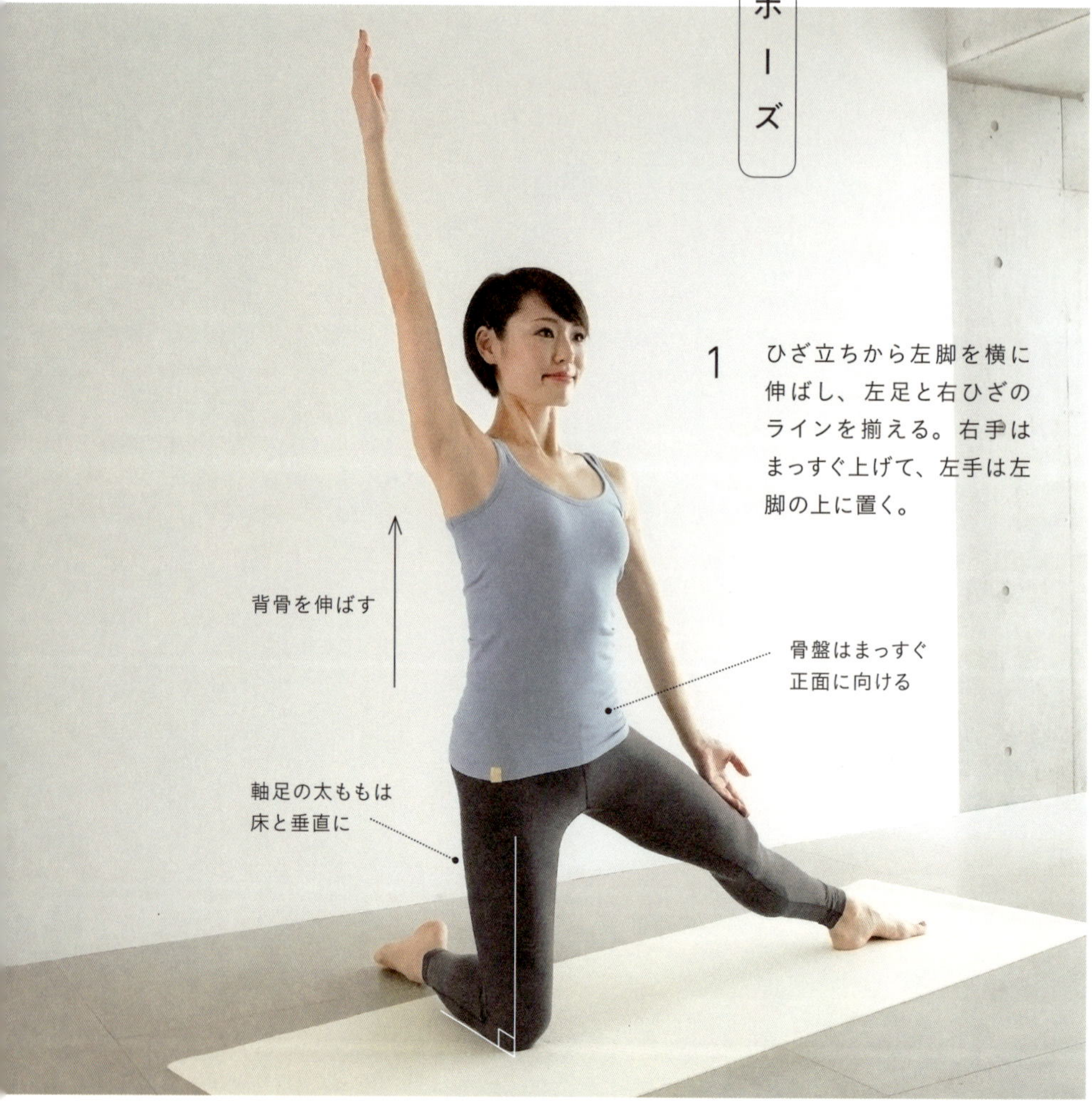
背骨を伸ばす
骨盤はまっすぐ正面に向ける
軸足の太ももは床と垂直に

1 ひざ立ちから左脚を横に伸ばし、左足と右ひざのラインを揃える。右手はまっすぐ上げて、左手は左脚の上に置く。

現代人は呼吸が浅いといわれますが、このポーズは体側を伸ばすことで、横隔膜をはじめとする呼吸筋をストレッチでき、深い呼吸を促せます。脇腹も伸びて、ウエスト周りのたるみ解消にも効果的です。

easy

ひざを伸ばしてキープするのがきつい場合は、ひざを曲げて行う。

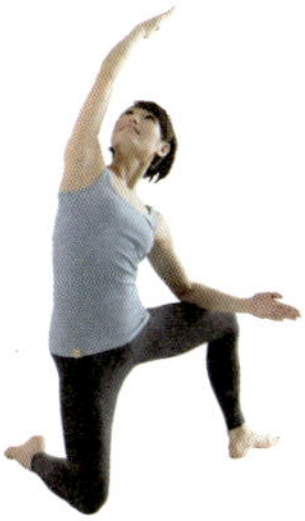

2 息を吐きながら、上半身を左に倒して、斜め上を見る。呼吸をゆっくり繰り返しながら3～5呼吸キープしたら、手脚を入れ替えて反対側も同様に行う。

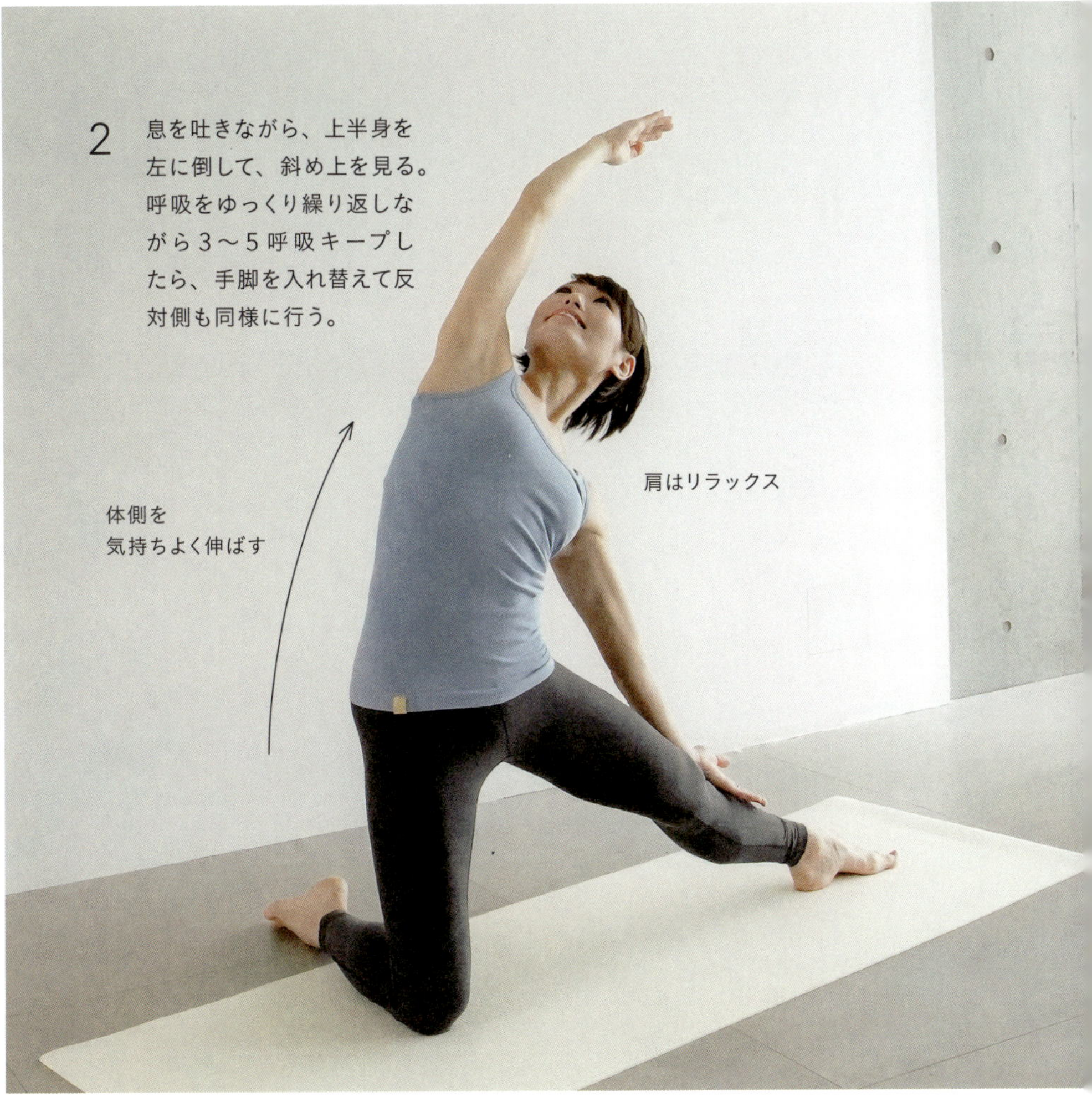

全身の血流をよくする

ダウンドッグ

・全身の血行促進
・肩こり・腰痛の緩和
・むくみ・冷えの改善
・疲労回復

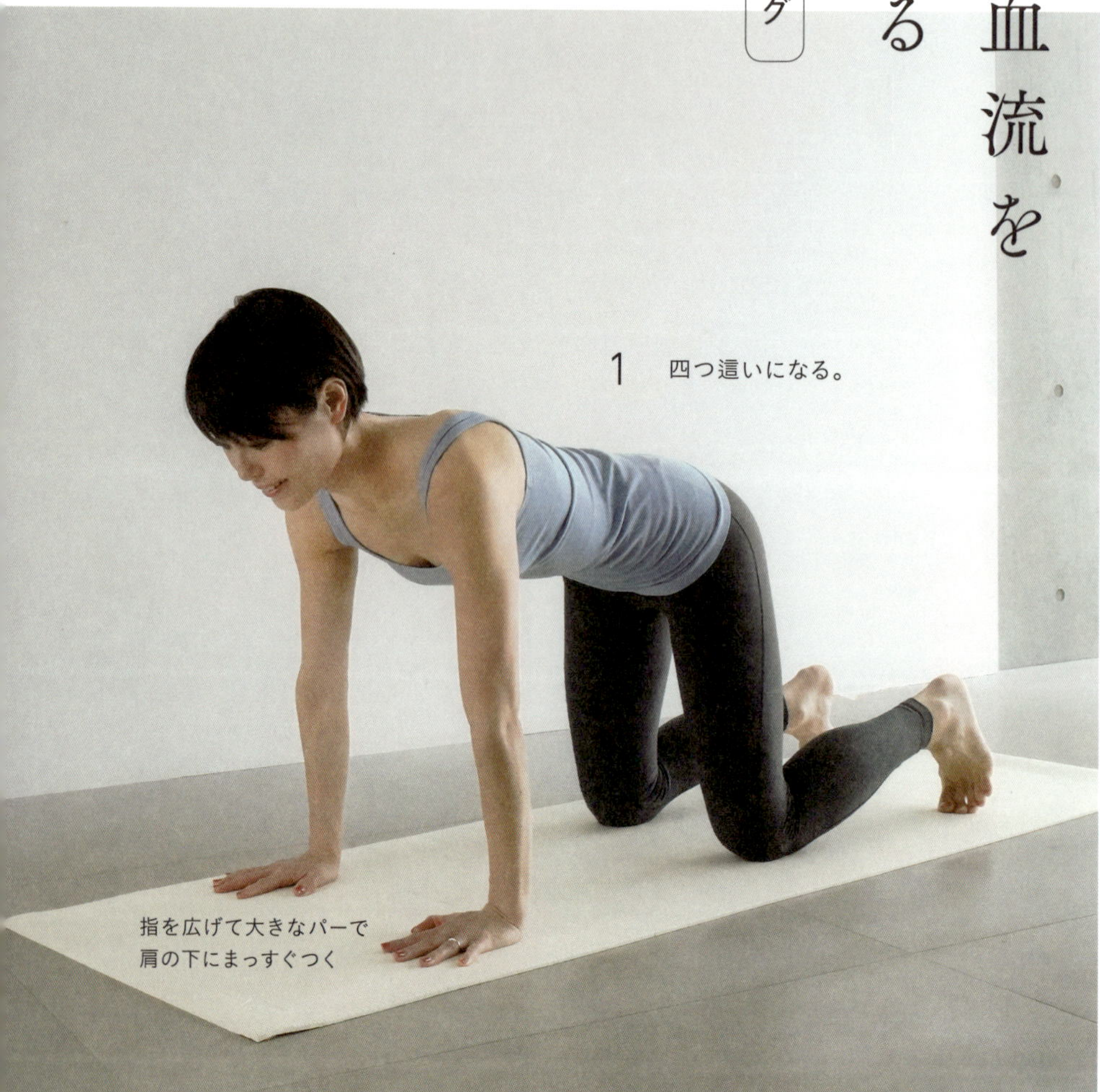
1　四つ這いになる。
指を広げて大きなパーで
肩の下にまっすぐつく

ヨガでは休憩ポーズのひとつとして知られるこのポーズ。慣れるまでは腕がつらいという声をよく聞きます。心地よく行うコツは、腕に体重がかかりすぎないように、お尻を高く上げる意識です。全身くまなく伸びて、頭の中まで血流がよくなるので心身ともにスッキリします。

easy

かかとをつけると腰や背中が丸まる場合はつけなくてもOK。ひざも軽く曲げた状態でキープする。

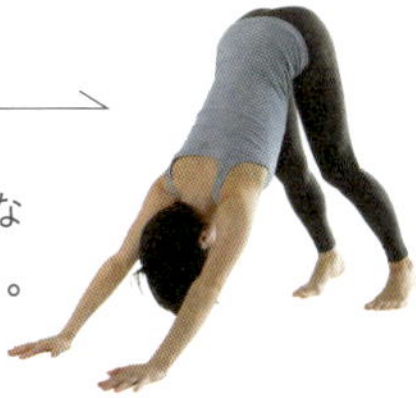

NG

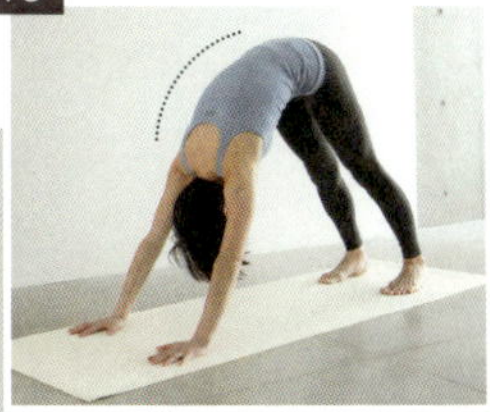

背中は丸まらないように注意。

2 お尻を上に突き上げて、股関節で体を二つ折りにするイメージで腰と背中を伸ばす。ひざを伸ばし、かかとを床に近づける。肩が窮屈に感じる場合は手幅を広げ、首の力を抜く。ゆっくり呼吸を繰り返しながら3～5呼吸キープ。

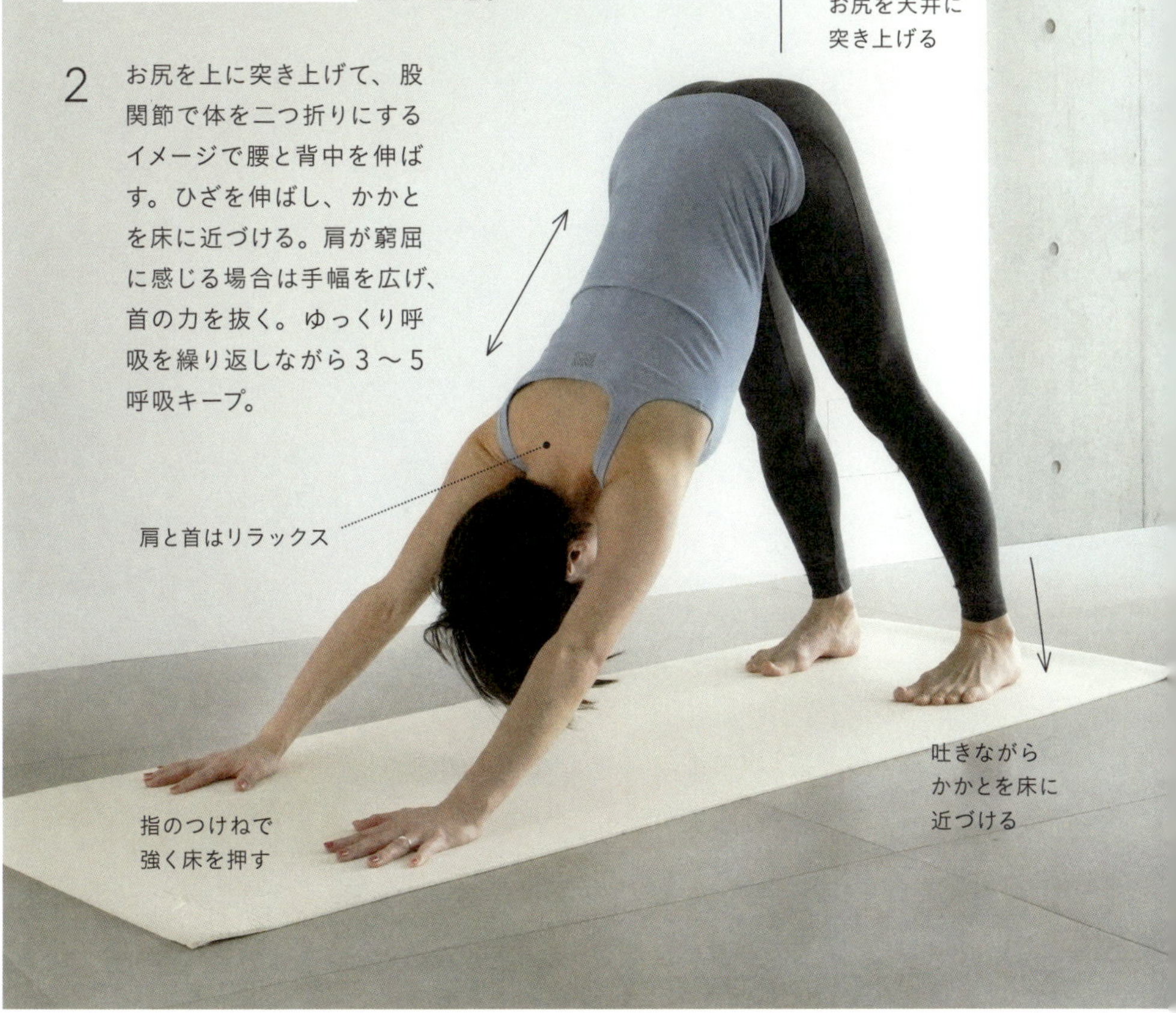
お尻を天井に
突き上げる
肩と首はリラックス
吐きながら
かかとを床に
近づける
指のつけねで
強く床を押す

リンパの流れを促す

三日月のポーズ

・股関節の柔軟性を高める
・デトックス効果
・むくみ・冷えの改善
・骨盤のゆがみを整える

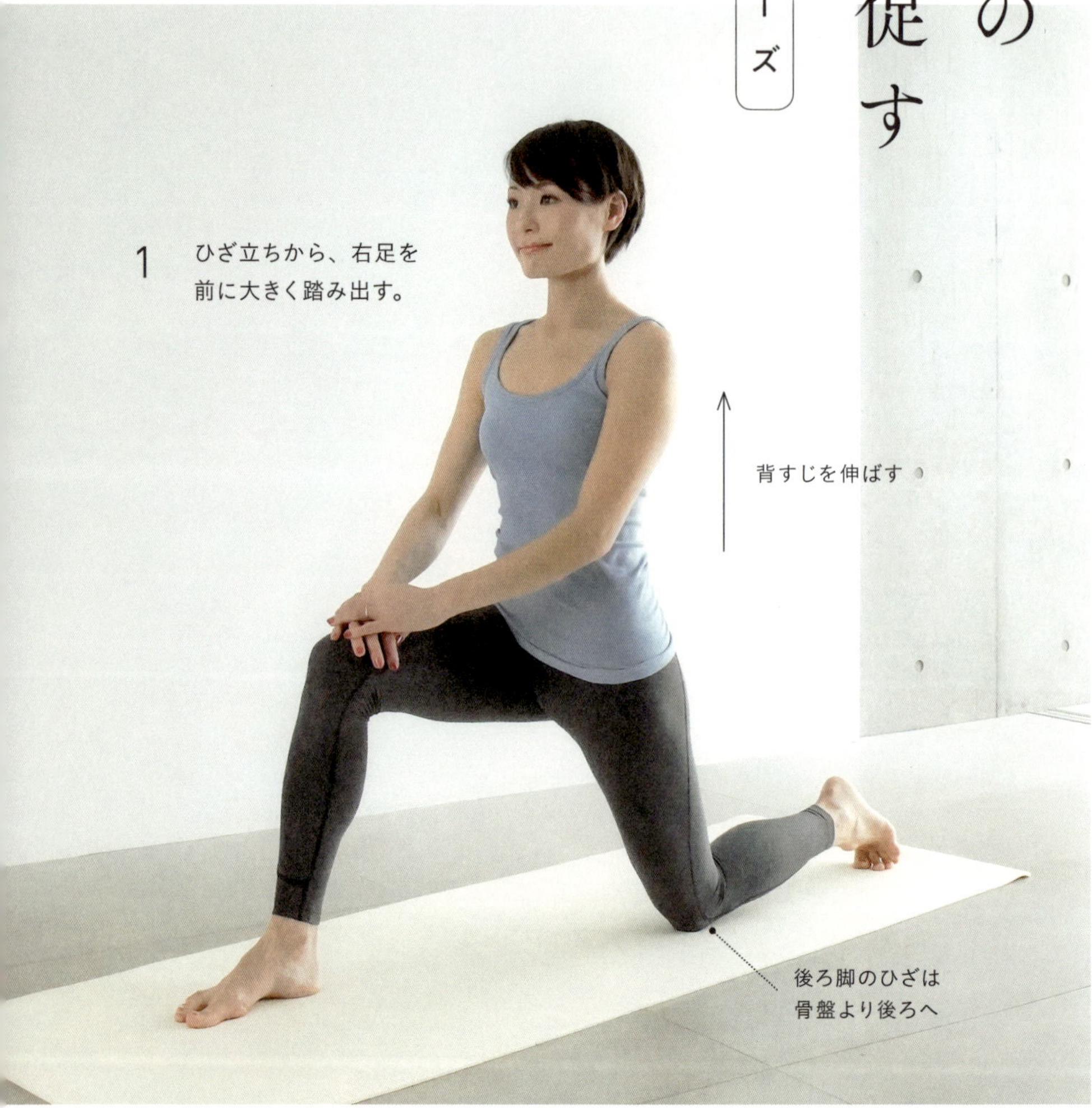

1 ひざ立ちから、右足を前に大きく踏み出す。
背すじを伸ばす
後ろ脚のひざは骨盤より後ろへ

脚の付け根のそけい部にあるリンパ節を伸ばせるため、リンパの流れがよくなって老廃物の排出を促します。骨盤内の血流も良くなり、月経痛や月経不順の解消につながるほか、胸が開くので気持ちが前向きになりやすいポーズです。

easy

バランスを取りづらい、または腰が痛い場合は手を太ももの上に置いたままでOK。

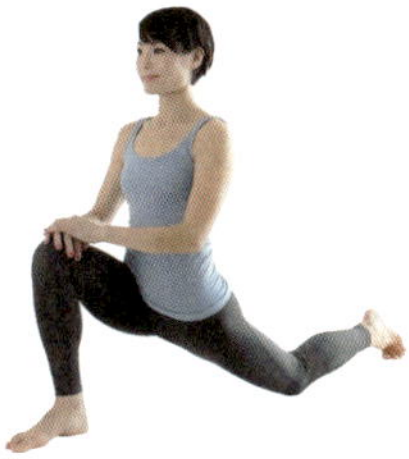

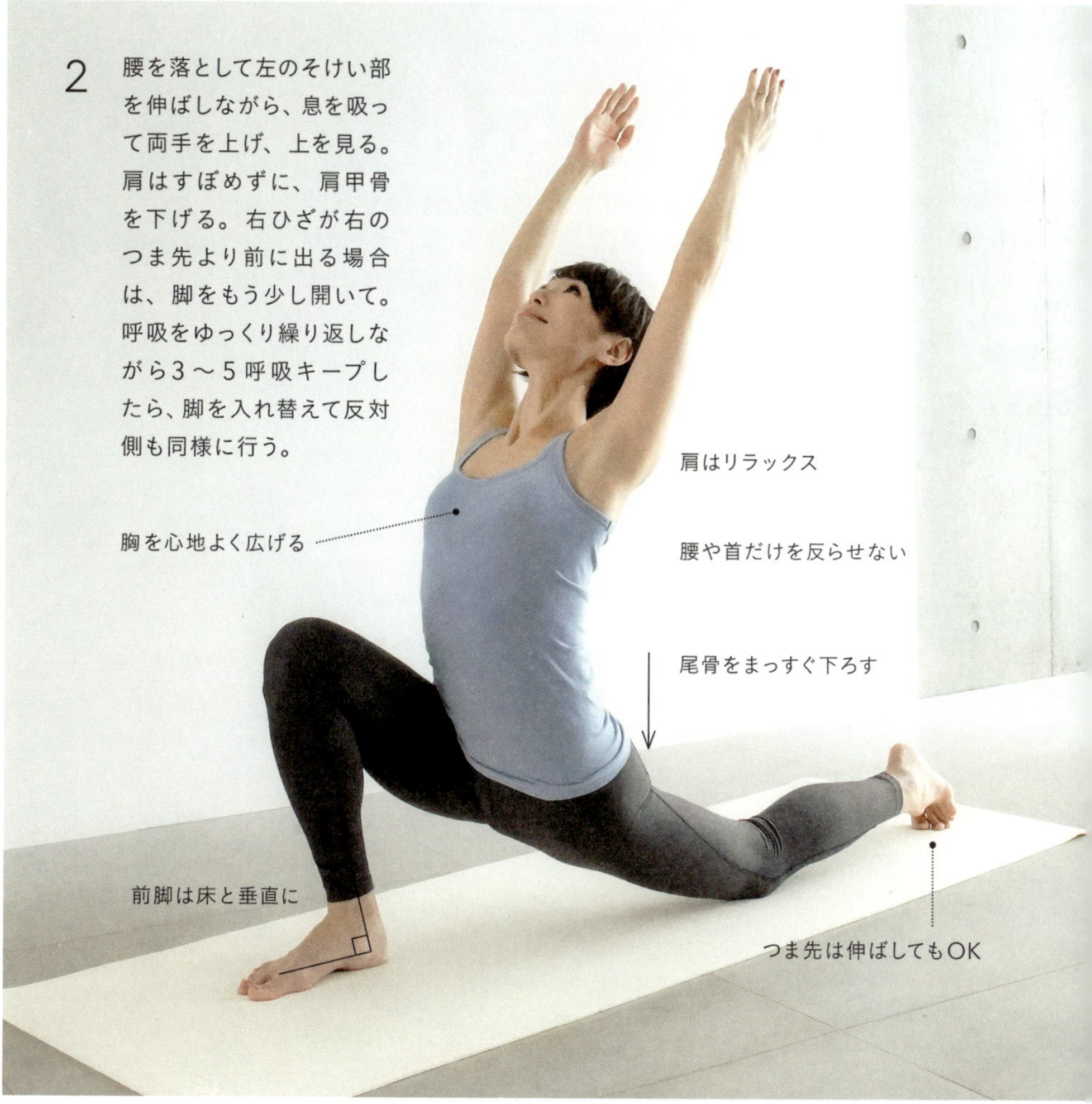
2
腰を落として左のそけい部を伸ばしながら、息を吸って両手を上げ、上を見る。肩はすぼめずに、肩甲骨を下げる。右ひざが右のつま先より前に出る場合は、脚をもう少し開いて。呼吸をゆっくり繰り返しながら3～5呼吸キープしたら、脚を入れ替えて反対側も同様に行う。
肩はリラックス
胸を心地よく広げる
腰や首だけを反らせない
尾骨をまっすぐ下ろす
前脚は床と垂直に
つま先は伸ばしてもOK

新しいエネルギーを取り入れる

太陽礼拝

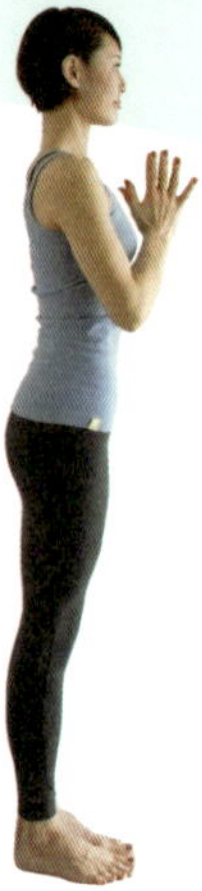

1

両足をまっすぐ揃えて立ち、胸の前で合掌する

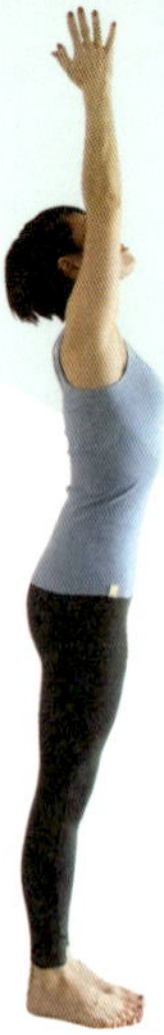

2

息を吸いながら両手を頭上に上げて、目線も上げる。手は合掌したままでも、離してバンザイをしてもOK

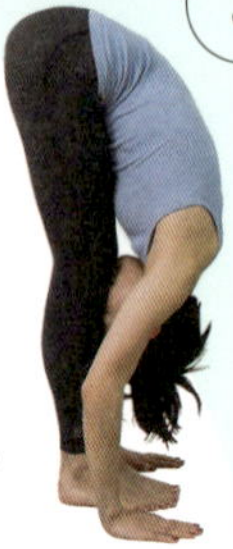

3

吐きながら、両手を下ろして前屈し、太ももとお腹をくっつける。手のひらを床につけて、首の力を抜く。ひざを曲げてもOK

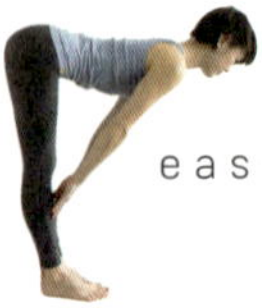

easy

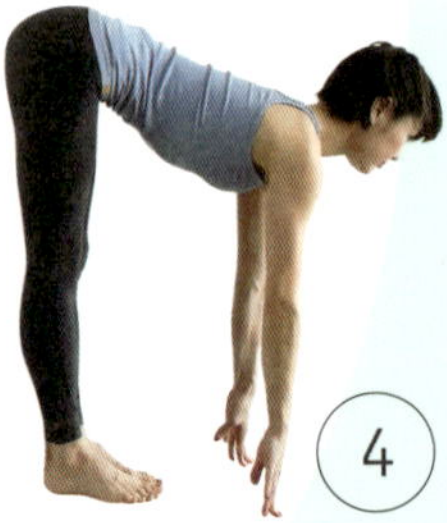

4

吸いながら、ひざと背すじを伸ばして斜め前を見て、両手の指先を床につける。きつければすねにつけた状態でもOK

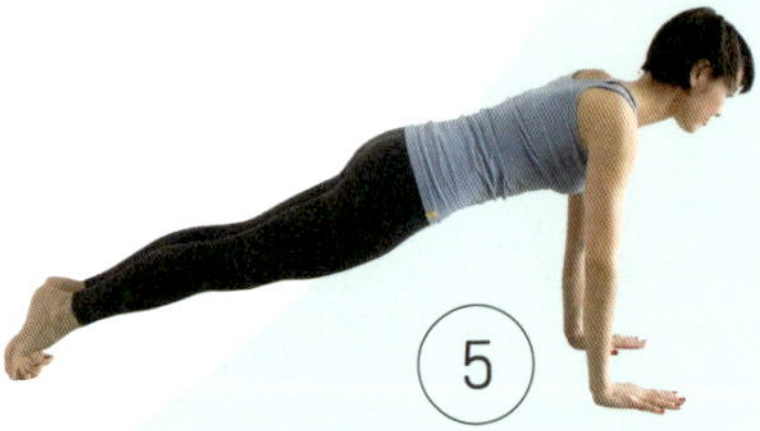

5

両手を床につき、片足ずつ後ろに引いて腕立て伏せの姿勢になる。手が肩の真下にくるように調整し、お腹に力を入れて頭からかかとまで一直線にする

easy

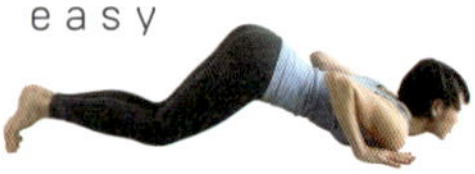

手と足だけで体を支えるのがきつい場合は、ひざと胸も床につける

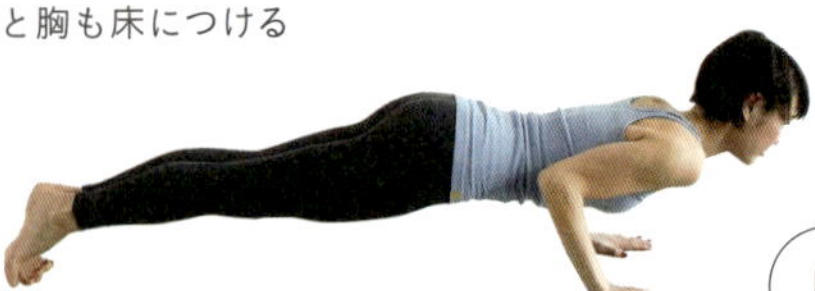

6

吐きながらわきをしめ、ひじを後ろに折り曲げて体を下げる

◀動画は
ここから！

「太陽礼拝【特別編】」の動画
＃248／12分

太陽の恵みに感謝する、という意味があるこの一連のポーズ。合掌するときは感謝の気持ちを込め、両手を上げるときは太陽の光を浴びることをイメージして行うことで効果が上がり、全身が活性化しやすくなります。難易度が高めのものにはeasyポーズをつけたので、慣れるまではそちらがオススメです。得られる効果は同じです。各ポーズのキープ時間は5〜10秒ほどでOK。気持ちよければ長めにキープしてください。

7

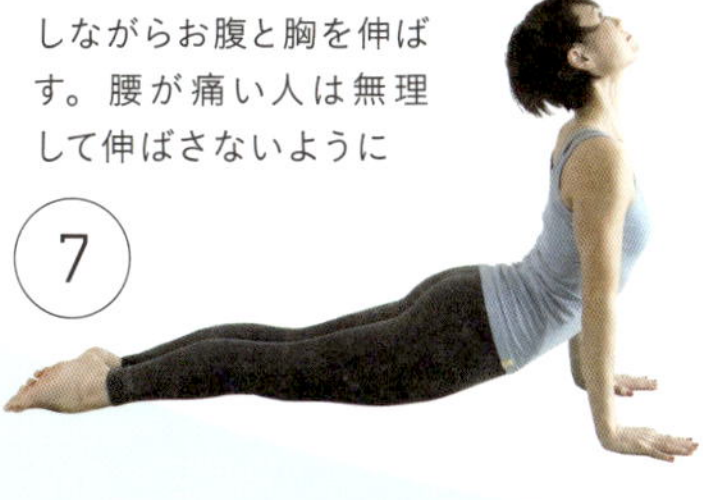

吸いながら体を前にスライドさせて足の甲を床につける。両手で床を押しながらお腹と胸を伸ばす。腰が痛い人は無理して伸ばさないように

8

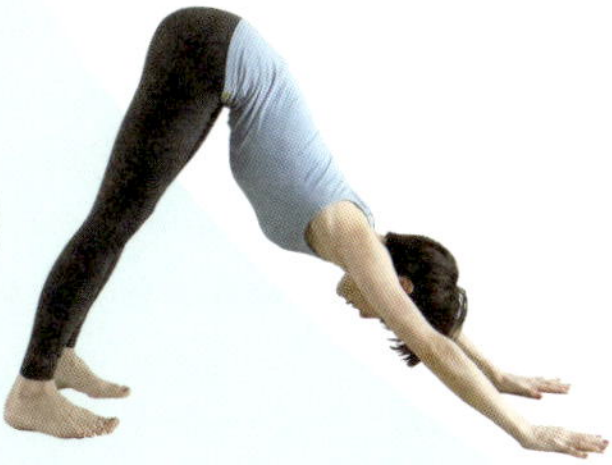

吐きながらお尻を上に突き上げ、股関節で体を二つ折りにするイメージで、腰と背中を伸ばす。足幅を腰幅に調整してひざを伸ばし、かかとをつける。かかとをつけると腰や背中が丸まる場合は無理してつけないでOK

9

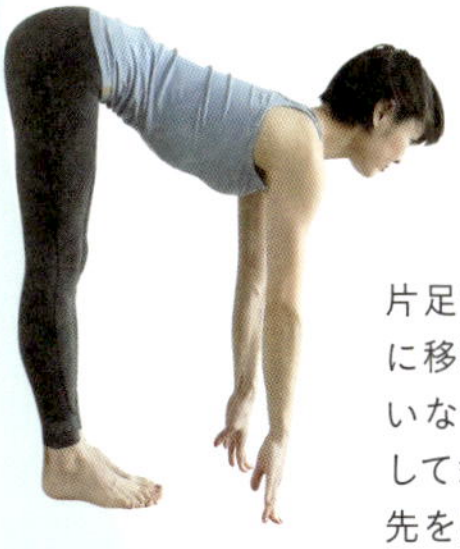

片足ずつ前に出して両手の間に移動したら、4と同様に、吸いながらひざと背すじを伸ばして斜め前を見て、両手の指先を床、またはすねにつける

10

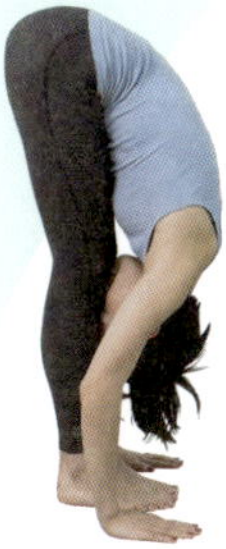

3と同様に、吐きながら太ももとお腹をくっつけ、手のひらを床につけて、首の力を抜く。ひざを曲げてもOK

11

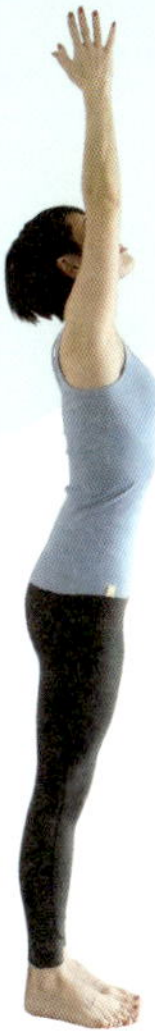

2と同様に、息を吸いながら両手を頭上に上げて、目線も上げる。手は合掌したままでも、離してバンザイをしてもOK

ヨガをして気づく

自分の性格や思考のクセ

日々、自分と向き合う時間をとっていますか?

この問いに「イエス」と即答できる人は少ないのではないでしょうか。そんな方にこそ、ヨガを「自分と向き合う時間」にしてほしいと思います。

その時間で、今の自分の状態を客観的に捉えて疲れの具合を自覚できます。そうすれば、大きく調子を崩す前にセーブしたり休みをとれるのです。

面白いもので、ヨガをしている最中には、その人のクセが出やすいと言われます。例えば、ポーズをキープする際に呼吸が止まるほどツライのに、無理して頑張ってしまう人は、日ごろから自分のキャパを超えて働く傾向があります。誰かに助けてもらいたいのに自分一人で抱え込みがちになっていませんか。

逆に、少しでもツライと感じたらすぐにポーズから離れる人は、日ごろから無理をしないマイペースな人、もしくは、サボり癖があるかも。

「キープ時間が長すぎる」とか、「なんでこんなに難しいポーズをやらせるんだ?」などと不平に思うことが多い人は、日ごろから文句や愚痴が多いかもしれません。数名でヨガのレッスンを受けるときに他人の動きをチラチラ見る人は、日ごろから人と比べる傾向にあるようです。

ちなみに、私は無理して頑張るタイプです。どれがいい悪いではなくて、自分を知り、日ごろから気をつけたい自分のクセを意識するきっかけにしてみてください。

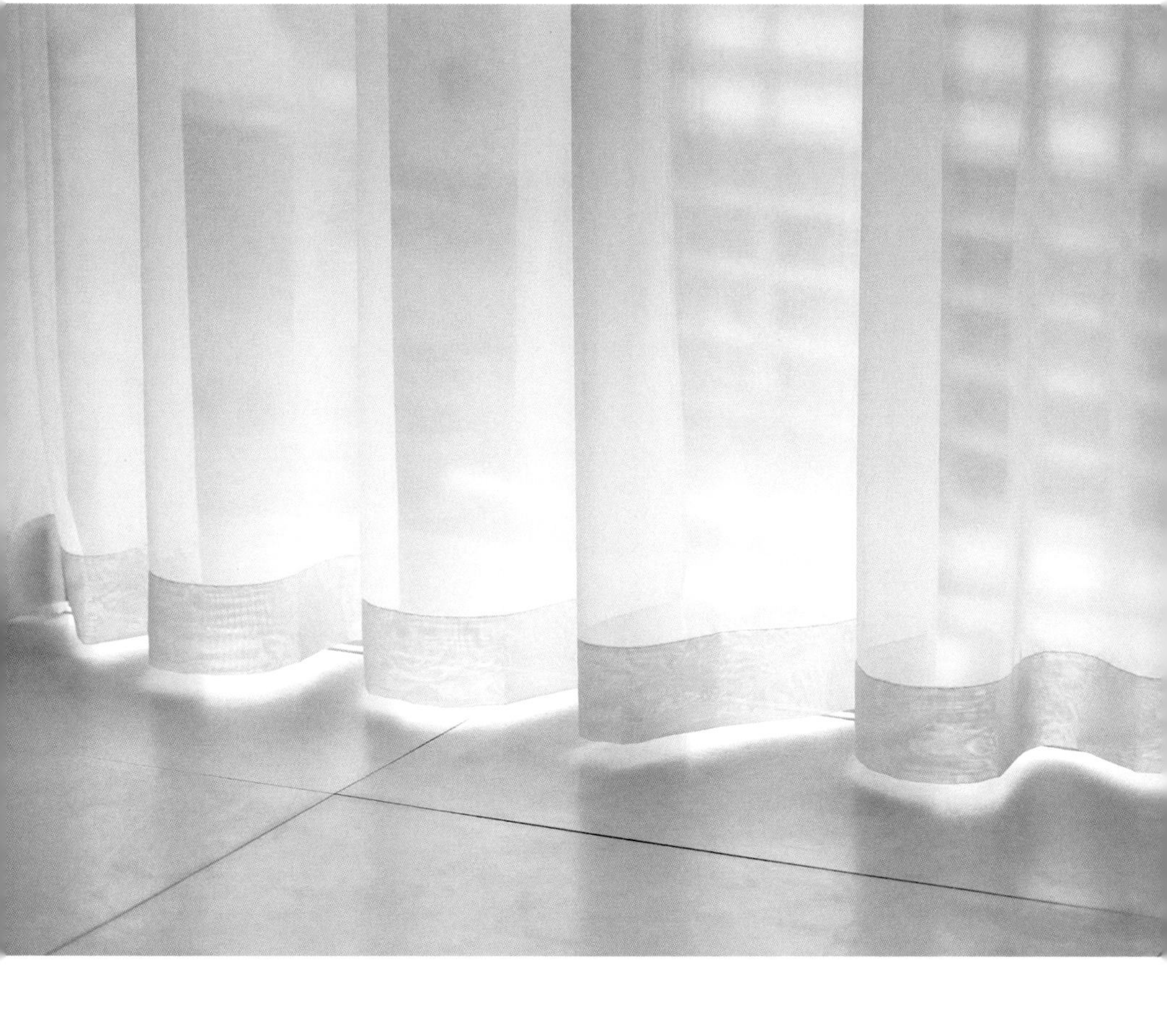

高たんぱく朝ごはん

我が家の朝ごはんは、たんぱく質が中心です。人間の体は筋肉も臓器も、肌、髪、爪も、あらゆるものがたんぱく質でできているので、健康に過ごすには欠かせない栄養素です。

例えば、チーズとアボカドとシラスのトースト に、ゆで卵入りのサラダ、それからフルーツ、ヨーグルト。ゆで卵は手軽に取れるたんぱく源としてとても便利です。同様に、鶏胸肉を蒸したサラダチキンを作り置きしておくのもオススメです。

週2~3回は和食にしていて、ごはん、みそ汁、卵焼き、焼き魚もしくは納豆などをいただきます。パン食のほうが簡単にできて、片付けも楽なのですが、パンばかりだと栄養が偏ってしまいます。管理栄養士の彩子さんによると、同じたんぱく質でもいろんな食材から取ったほうが、さまざまな栄養素がバランスよく摂取できるとのことです。

昼食と夕食にも必ずたんぱく質をとりますが、朝にしっかりたんぱく質をとると、その日一日は、不思議と甘いものを欲しにくくなります。甘いものを我慢するわけではなく、自然と欲しない感覚です。体に必要な栄養素が足りていると、余分な糖質を食べずにすむのでしょう。無理なく糖質を減らせるので、痩せやすい体作りにつながります。

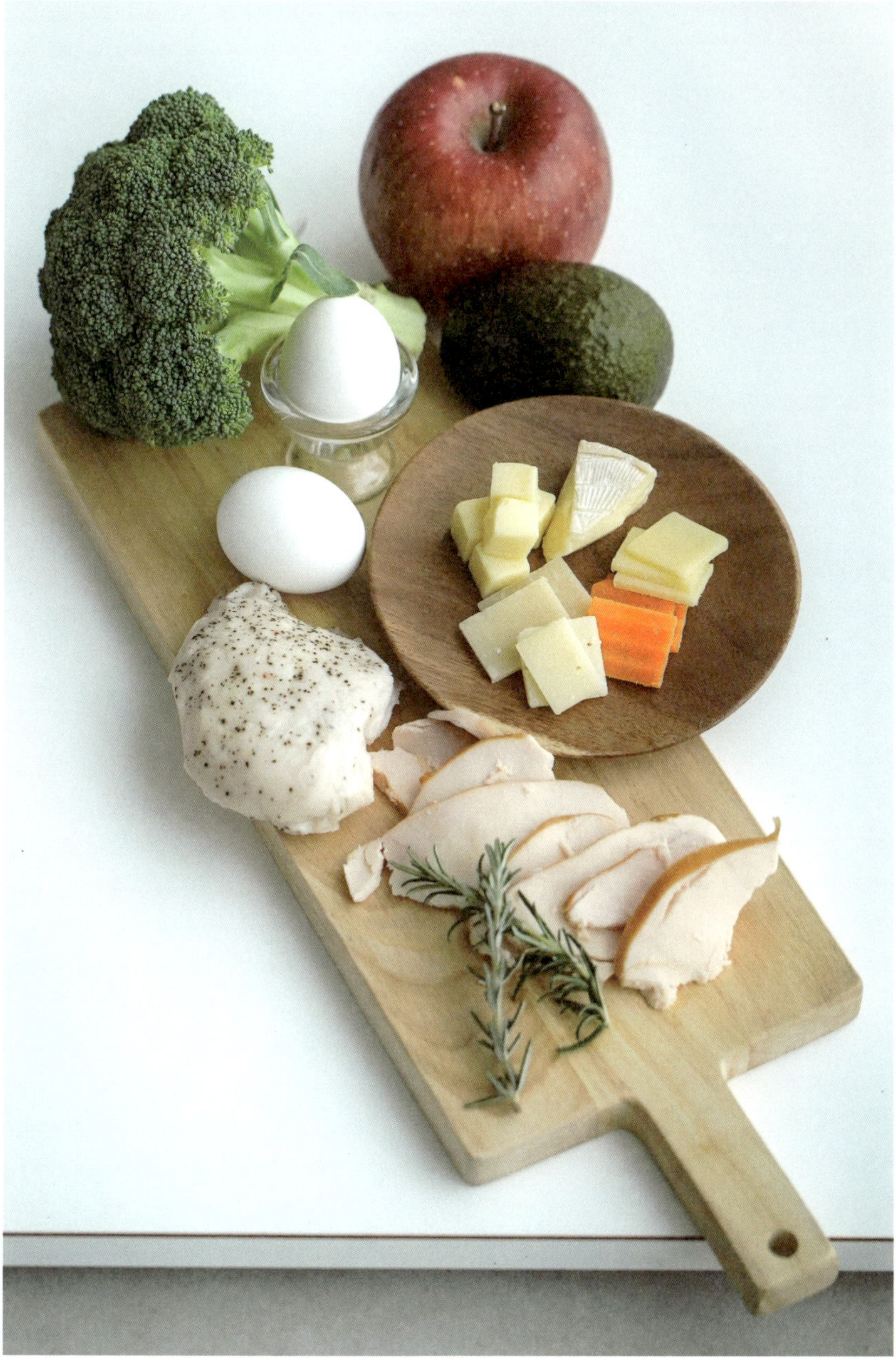

代謝がいい体は午前中に作られる

今日は階段

朝から午前中にかけて、意識的に体を動かして代謝を上げておきましょう。そうすることで、日中、活動的にしっかり動け、夜まで効率よくエネルギーを消費できます。痩せやすく太りにくい体質を作るためには、午前中の過ごし方が重要なのです。

朝ヨガからはじめ、「通勤時にはエスカレーターではなく階段を選んでみる」「1駅分だけ歩いてみる」など小さなことで構いません。バレエ団に所属していたときでも、みっちりレッスンをするのは決まって午前中でした。

部屋の掃除も、朝から午前中にするのがオススメです。平日は仕事でできない人も、週末ならできます。これから気温が高くなる時期は、掃除機をかけるだけでも汗をかきますよね。夏場は汗だくになるほど！　お風呂掃除のエネルギー消費量もなかなかのものでしょう。部屋と一緒に、気分もすっきりできます。

そして、日中に活動的に動くと、交感神経の働きを高めることができるため、夕方以降、スムーズに副交感神経に切り替わります。すると、寝つきがよくなったり、深い睡眠がとれるはずです。睡眠の質を上げたい方は、「午前中に体を動かす」を意識してみてください。

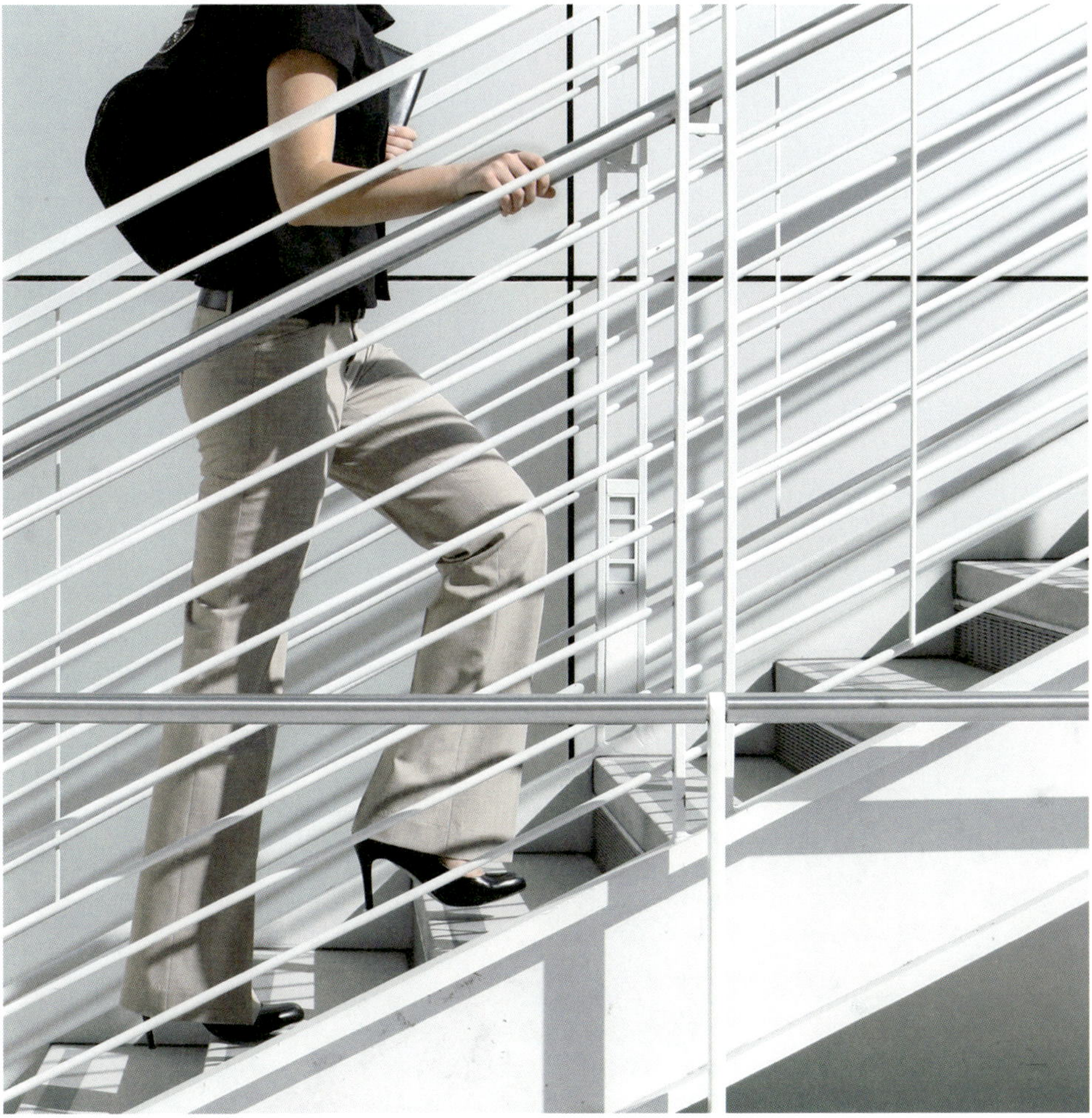

ランニング

私は週3〜4回、午前中にランニングをしています。10㎞を1時間で走るペースです。毎日走ると、ひざや股関節が痛くなるので一日おきにしています。

走るようになったきっかけは、約10年前にインストラクターになったことです。当時は、体力の強化と体重・体脂肪の調整が目的でした。今では、走ることが自分の心身のコンディションを上げるツールになっています。

新しいプログラムやレッスン内容を考えたい場合、走っているときのほうが、机に向かって考えているときよりもいいアイディアが浮かびます。煮詰まったときこそ、体を動かすことをオススメします。脳内の血流量が上がって脳が活性化することで、ヒラメキやすくなります。体を動かしているときこそ、もっともクリエイティブな状態なのかもしれません。

旅行先でも、ホテル内のジムで時々走ります。30分だと物足りず、1時間走ると、やり遂げた！　という達成感を得られます。普段何も予定がない日は朝から走ります。嫌なことがあった日は、午後走ることも。気分が切り替わると同時に達成感を得られて、自分とその日に◎をつけられます。心と体はつながっています。

自分とその日を◎にできる自分なりの方法を見つけてみてください。

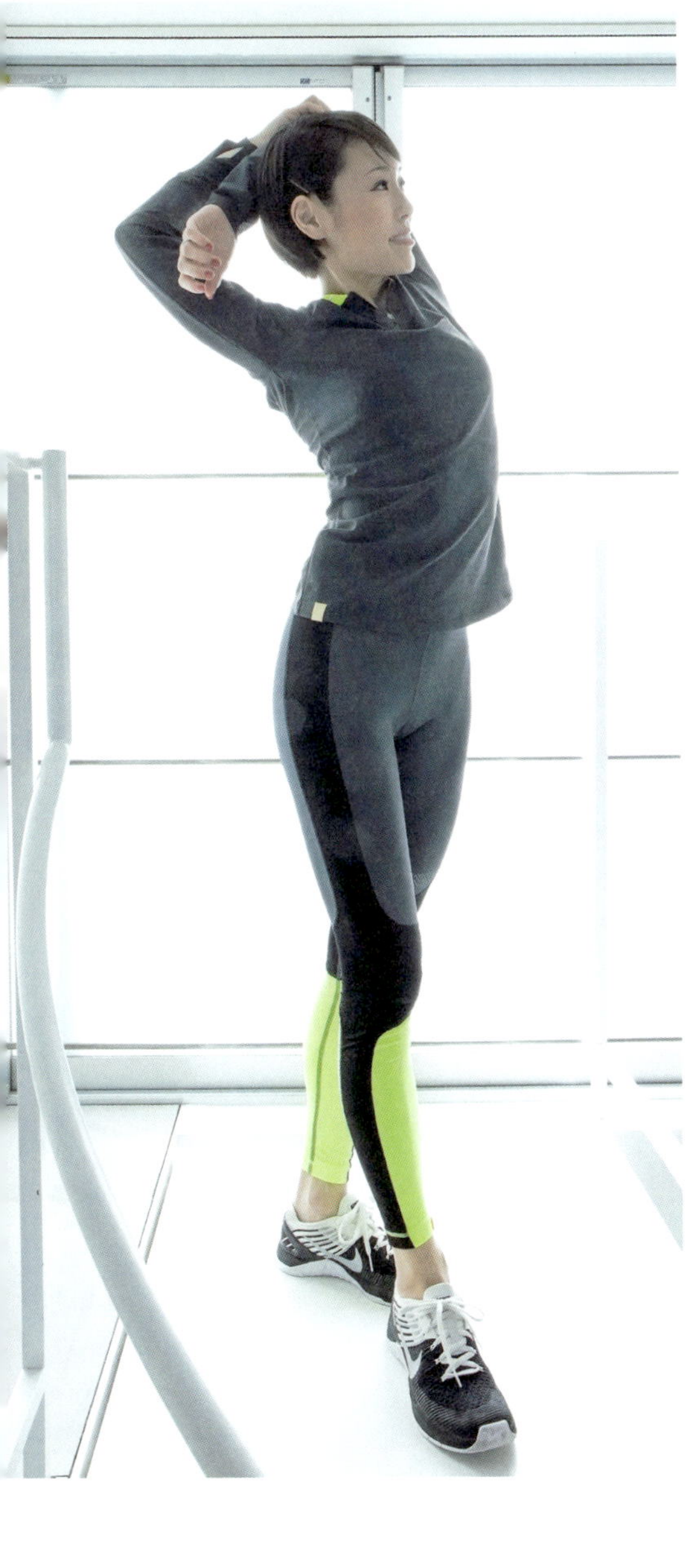

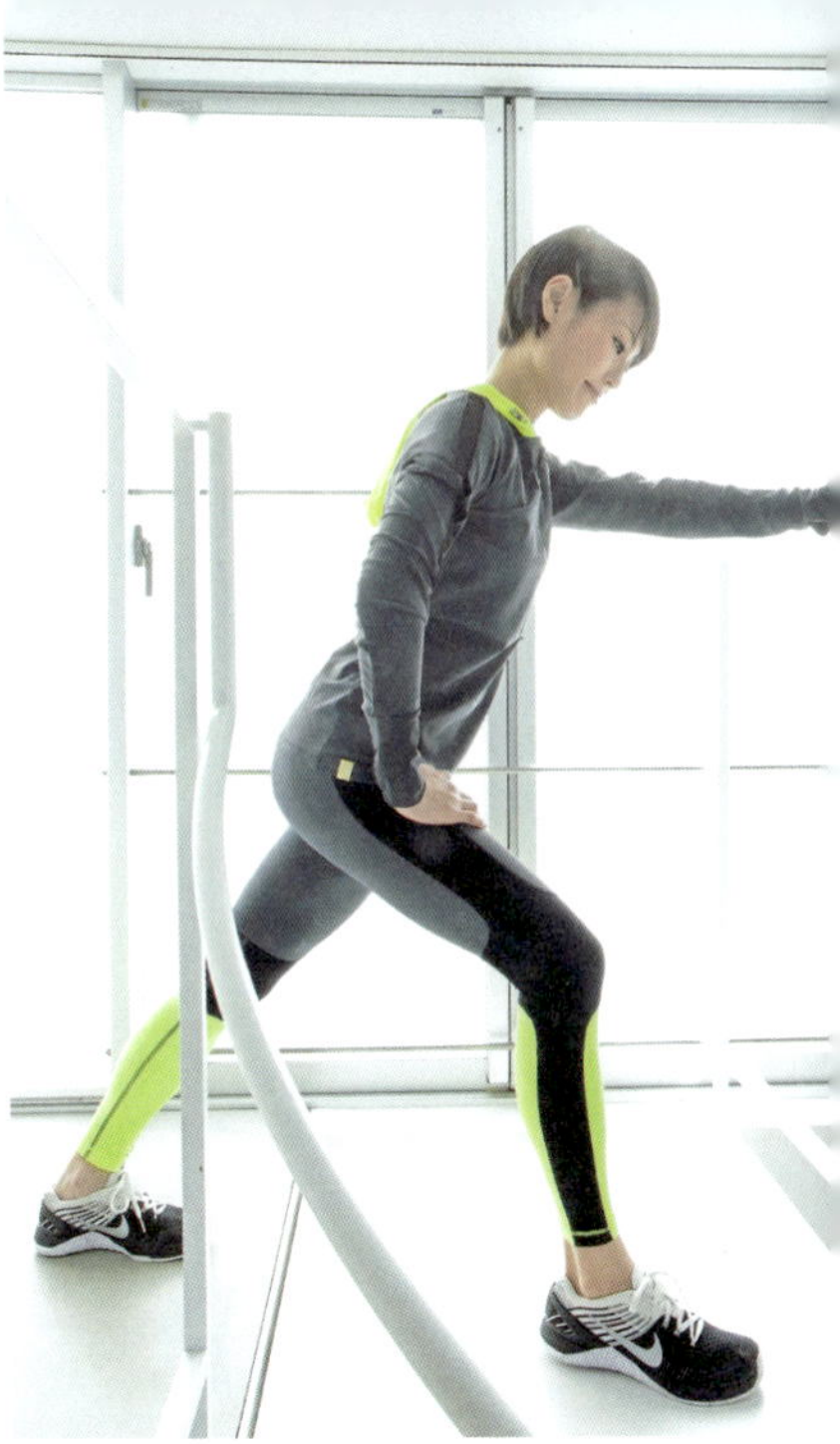

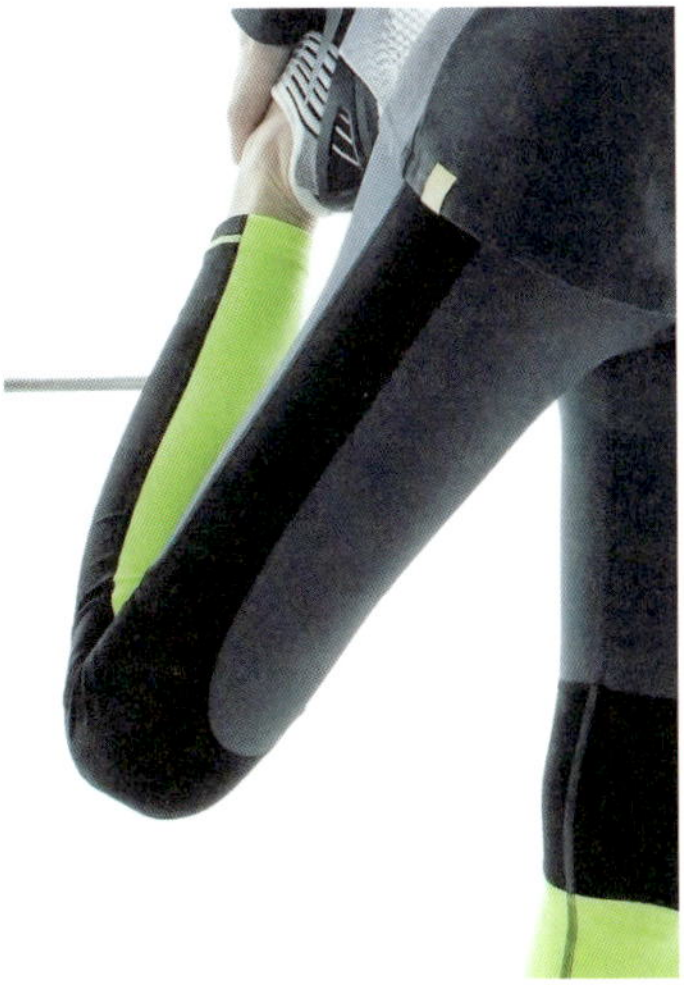

朝ヨガのオススメ動画

脳と体をスッキリ目覚めさせる朝ヨガ。一日を気持ち良く前向きに
スタートすることができます！ QRコードからYouTubeの動画にとべます。
#の動画番号で検索することも可能です。

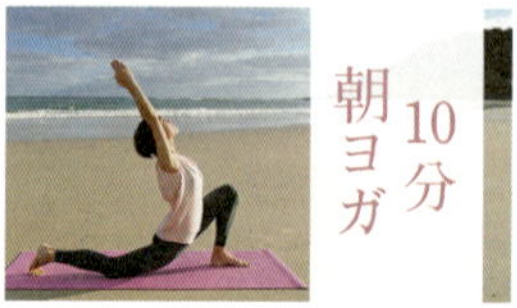

10分朝ヨガ☆
気持ちの良い1日を
スタートさせよう！

240／12分

マインドフルネス瞑想
ストレスを軽減し
ポジティブ思考になる

244／17分

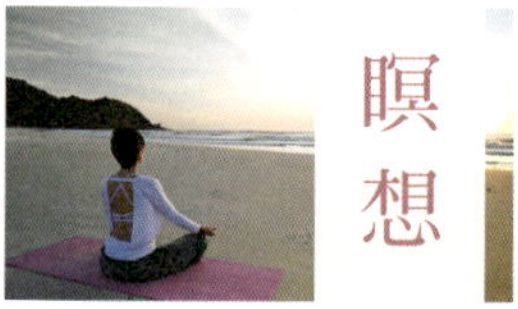

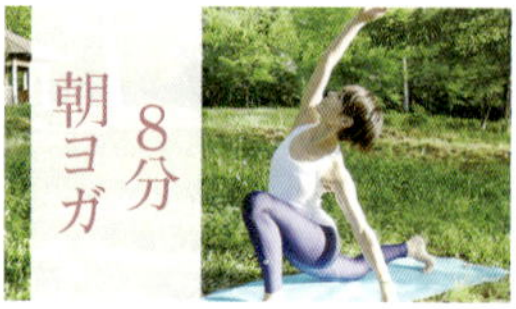

朝ヨガで1日を
気持ちよくスタート！
忙しい方にオススメ☆

202／9分

やさしい朝ヨガ☆
心と体を元気にする！

189／14分

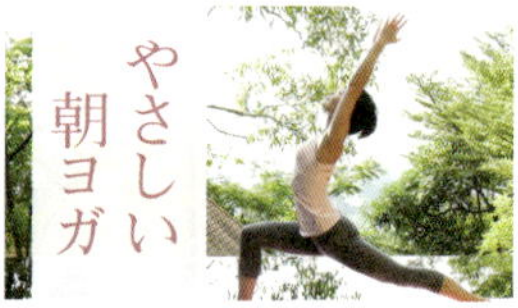

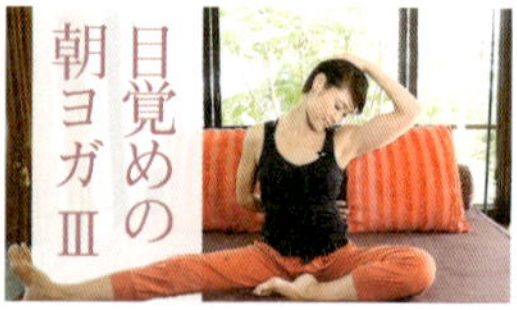

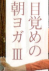

ベッドの上でかんたん朝ヨガ☆
全身のこりをほぐし気分爽快！

180／11分

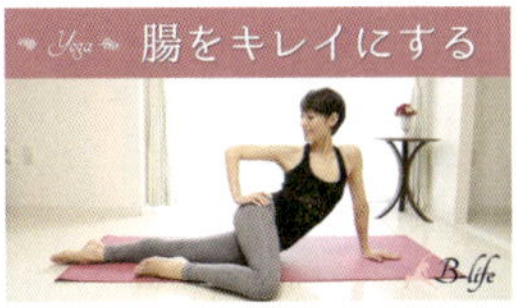

腸をキレイにするヨガ☆
自律神経を整えて便秘解消！

177 ／ 16 分

朝のフローヨガで
エネルギーチャージ！
一日を前向きにスタート☆

167 ／ 18 分

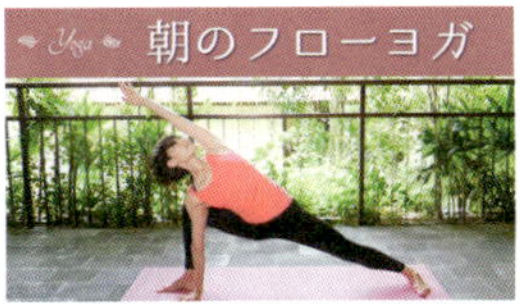

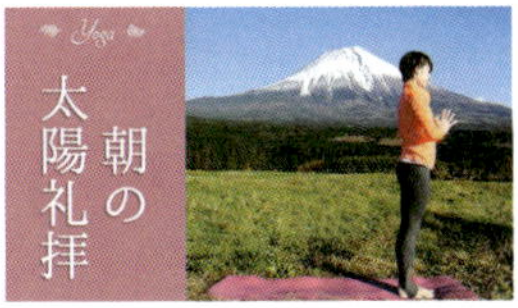

ヨガ初心者の方でも
簡単にできる朝ヨガ！
太陽礼拝☆

165 ／ 14 分

朝ヨガで心と
カラダを整えよう！
忙しい方にオススメ☆

148 ／ 8 分

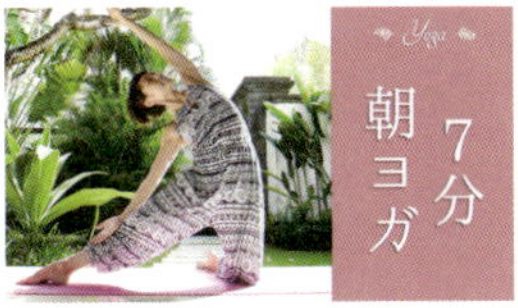

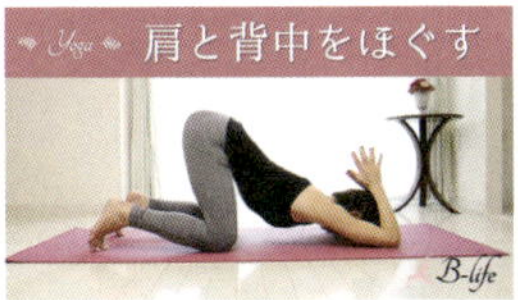

肩、背中周りをほぐすヨガ☆
初心者や体が硬い方にも
オススメ！

170 ／ 12 分

昼の習慣

Mariko流　昼のタイムテーブル

am 10:00	ランニング、ワークショップ開催、 家事などアクティブに過ごす
pm 1:00	昼食。好きなものを食べる
pm 2:00	仕事。動画撮影や打ち合わせなど
pm 5:00	夕飯の準備
pm 6:00	娘のお迎えへ

しなやかで
すっきりとした心と体で、
毎日を明るく過ごす

ピンと伸びた背すじ

バレエのレッスン中に常に言われたのが「お腹を引き上げて！」と「天井からつむじを吊られるイメージで立ちましょう」ということでした。バレリーナに限らず、姿勢は人の第一印象を決める重要なポイントです。いくら服装が整っていても、猫背の人からは、だるさや自信のなさを感じてしまいます。逆に、背すじがピンと伸びている人からは、ハツラツとした前向きな印象を受けます。

正しい姿勢は、横から見たとき、耳、肩、ひじ、腰骨、外くるぶしが一直線上になると言われます。誰でもどこでもできる姿勢のつくり方を左ページで紹介します。

この正しい姿勢を意識するだけで、体幹も自然と鍛えられます。座るときも下腹部に力を入れると、腰と骨盤が立って、猫背になるのを防げます。椅子の背もたれと背中の間にクッションを入れると、腰が立った状態を保ちやすくなるでしょう。脚は極力組まないのが理想ですが、組むときは左右交互に組み替えると、体がゆがみにくくなります。

慣れるまでは、ついつい下腹部の力が抜けて猫背になってしまうもの。猫背になっていると気づいたら、下腹部に力を入れ直して姿勢を正す意識をもちましょう。

姿勢と心は連動します。落ち込んでいたり自信がないときは猫背になりがちです。逆にピンと伸びた背すじを保つと、自分に自信がもてるようになり、自然と心まで明るくなれます。

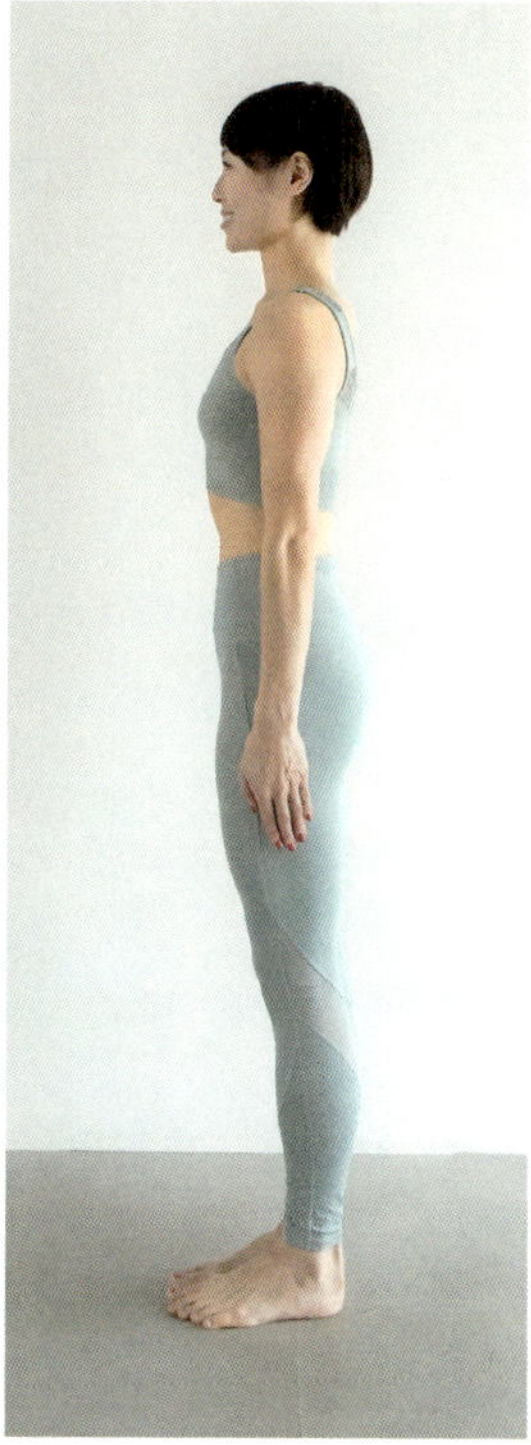

OK

1　下腹部に力を入れて軽く凹ませる。自然と背すじが伸びて、お尻がキュッと引き締まり、下半身が安定する。

2　1の状態のまま、天井からつむじを吊られるイメージで、すっと重心を上げる。

NG

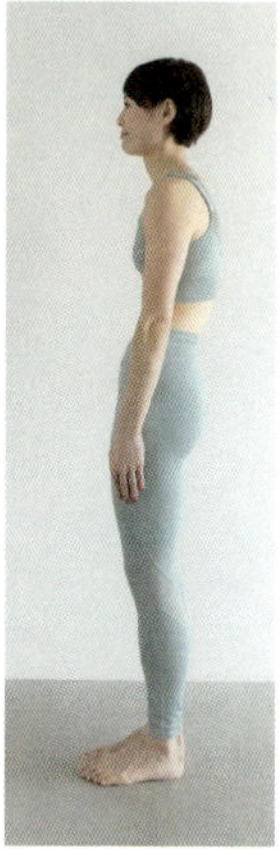

猫背

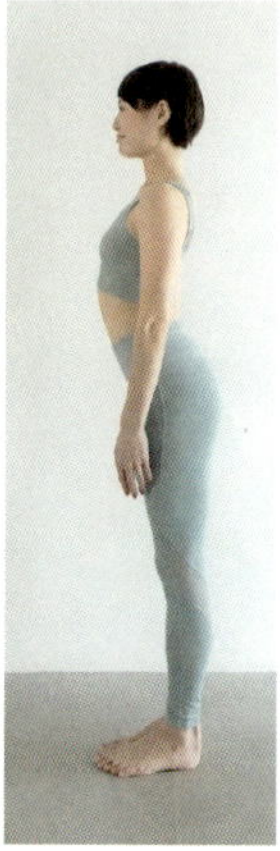

反り腰

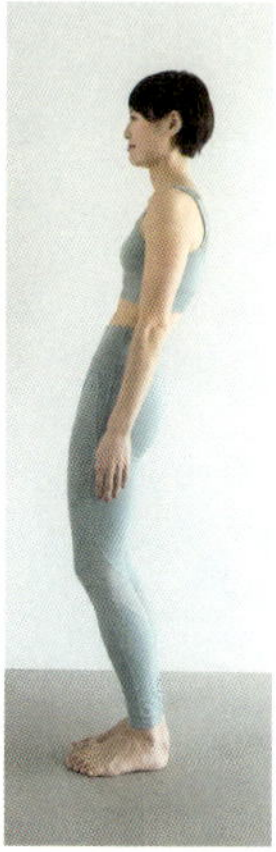

骨盤後傾

OK　下腹部に力を入れると腰と骨盤が立つ

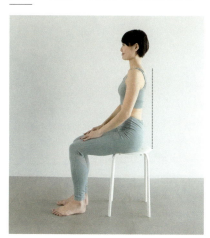

NG　下腹部の力が抜けると猫背になりがち

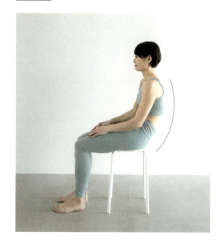

作り笑顔も大切

かつて読んだ本に「人は自分を映す鏡」と書いてありました。自分が笑っていれば相手も笑い、自分が怒っていれば相手も怒る、と。それを読んだとき、まさにインストラクターにも当てはまることだと思いました。

実際、私自身が笑顔でやっていると、参加しているみなさんも笑顔になって、緊張せずにやってくれます。笑顔でいると体の緊張もなくなり、自然と楽しくなり効果もアップして満足度の高さにつながります。

生身の人間ですから、体調が悪かったり心配事があったりと、笑える気分ではないときもあります。そんなときこそ、スタジオに入る瞬間に気持ちを切り替えて、みなさんの前では必ず笑顔で出るように心がけています。

鏡に映った自分の笑顔は、自分自身が一番近くで見ることになります。すると、いつの間にか脳が勘違いして、心から楽しい気分に変わっています。そんなときのほうが、いつも以上にノリノリでレッスンをしていたりして（笑）。

悩み事があるときや落ち込んだときは、鏡に自分の笑顔を映すといいかもしれません。表情と一緒に心もほぐれて、明るい気持ちを取り戻すきっかけになります。

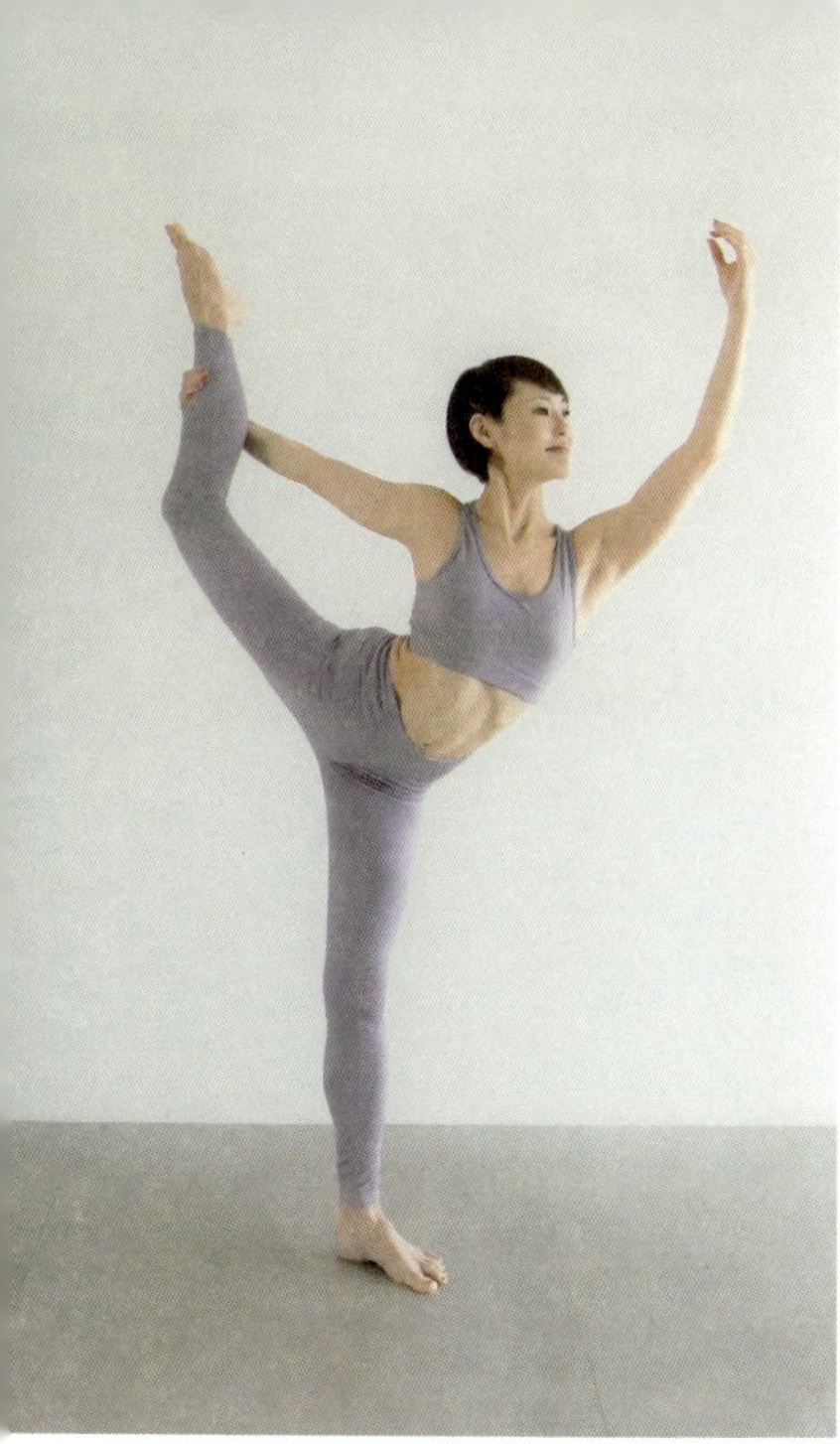

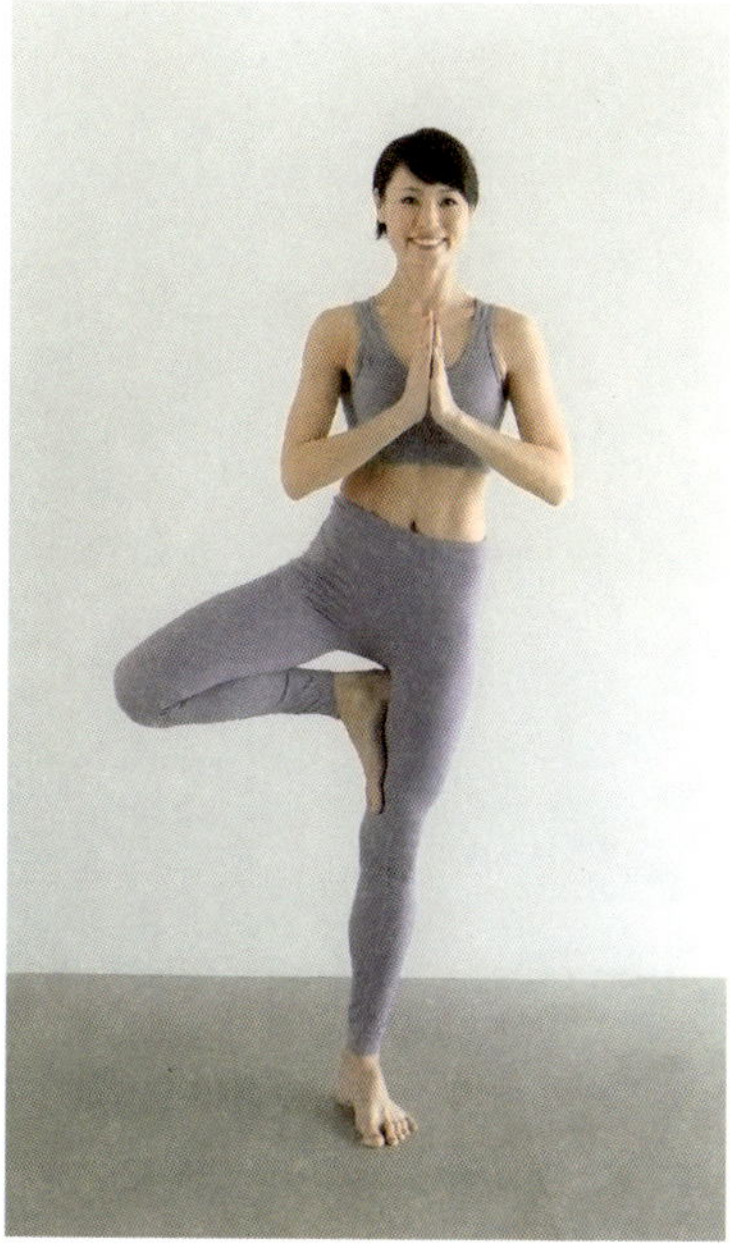

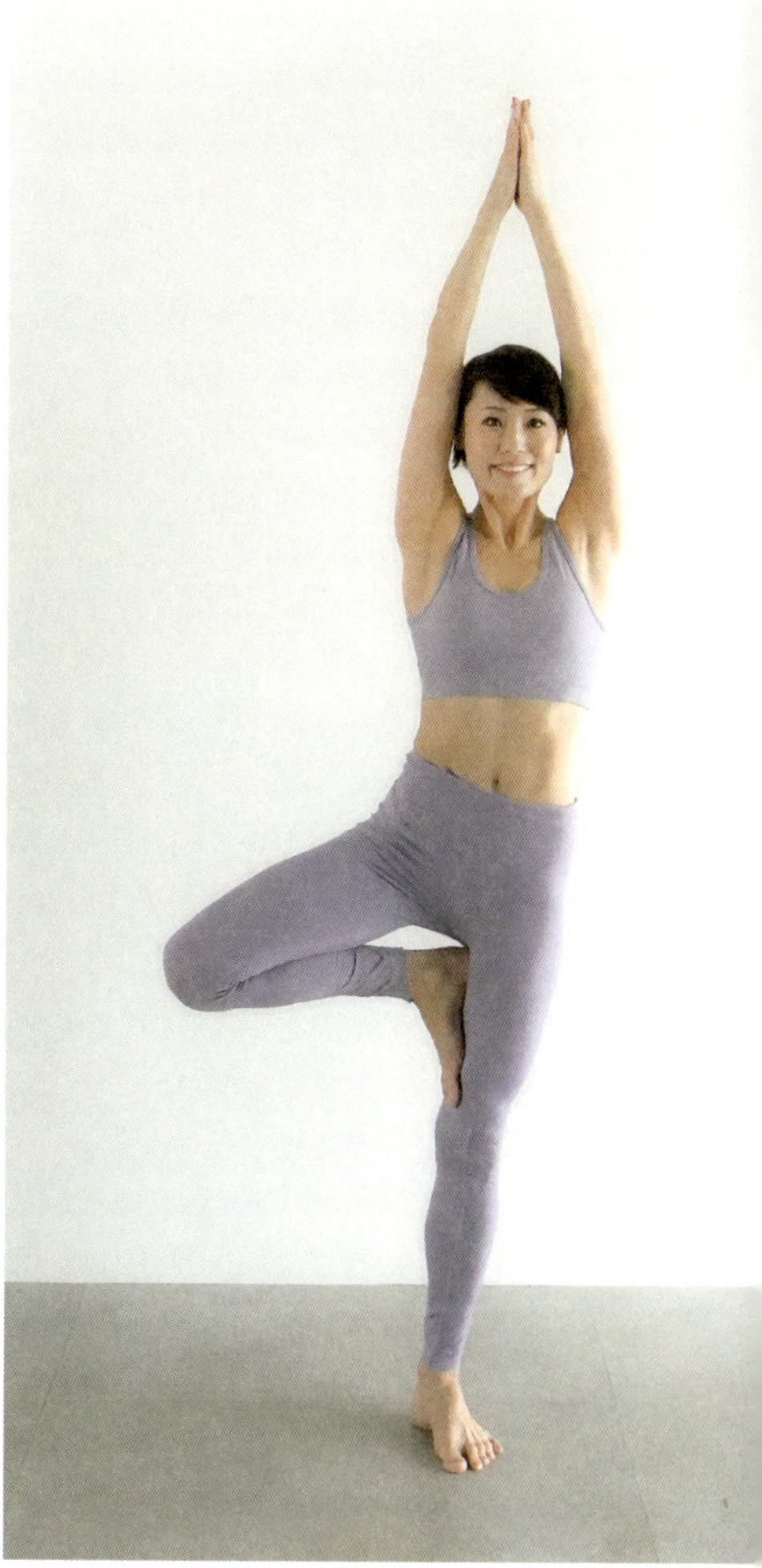

昼に好きなものを食べると、夜食べすぎない

ランチで一日を調整

誰だって、一日一回はお腹いっぱいごはんを楽しみたいですよね。私にとってはランチがまさにその時間。たんぱく質をとることを意識しながら、基本的には食べたいものを好きなだけ食べます。その後も活動するため、摂取した分のカロリーは消費できます。また「お昼は好きなものを食べたから、夜はヘルシーにしよう」「ちょっと少なめにしようかな」と、ランチを軸に一日の食事量を自然と調整する気持ちになるのもメリットです。各食事の満腹度を10段階で表すと、朝は6~7、昼は9~10、夜は5という感じです。

お気に入りのランチメニューは、生姜焼きやカキフライなどボリュームのある定食です。ご飯は大盛りのときも（笑）。パスタやピザ、ハンバーガーのときもあります。一日一回は食べたいものを食べて満足度を上げておくと、結果的にストレスによる暴飲暴食を防ぎ、安定した食生活を長期的に続けられるのです。

「満腹になると午後の仕事中に眠くなる……」という方もいます。そんな方は、おかずは好きに選び、ご飯は控えめに、というように、炭水化物の量で調整してみてください。

ダイエットというと食事を減らすことばかり考えがちですが、食べる行為は一生続くこと。食事を「楽しむ」ことも、ダイエットを成功させる鍵です。

ある日の食事

朝

しっかりたんぱく質!

しらすトースト、ゆで卵、ブロッコリー、リンゴ、バナナ、レーズンヨーグルト、コーヒー

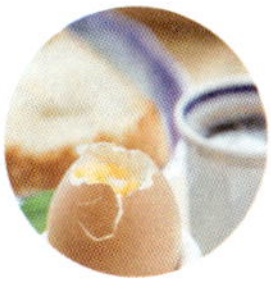

昼

好きなものを食べよう!

レバニラ定食

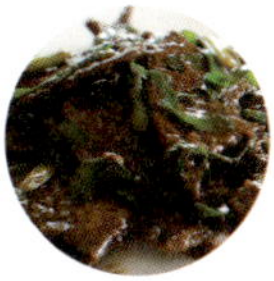

夜

ランチの半分を意識!

お鍋、うどんを少し

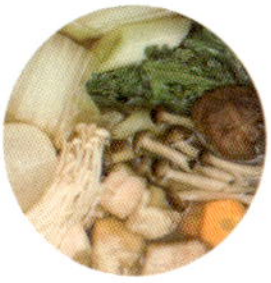

おやつについては次のページへ!

おやつで栄養を補う

管理栄養士の彩子さん（116ページ）のオススメで、おやつはアーモンドやクルミなどのナッツ類と、レーズンやプルーンなどのドライフルーツを積極的に食べるようにしています。海外に行くとオーガニックのナッツやドライフルーツが安くて種類も豊富なので、必ず買います。

ナッツ類とドライフルーツをおやつにする理由は、良質なオイル（脂質）やビタミン、ミネラルなどの栄養素が入っていることです。おやつというと余分だと思いがちですが、「おやつで必要な栄養を補える」ので、罪悪感もありません。

一度に食べる量の目安は、片手にひと掴み（約30g）。ポイントは、一粒ずつよく噛んで食べること。何粒かまとめて食べると満腹感を得にくく、ついつい食べ過ぎてしまうので注意しています。

バレリーナ時代は自己流の適当な食事制限をしていました。気づかぬうちにエネルギー不足に陥っていたようで、どうしても我慢できずにこっそりお菓子を食べることも多々ありました。特にチョコレートとクッキーは手放せず、常にカバンの中に入れていて、中学、高校、短大と、食べない日がなかったくらいです。

きちんとした食事に切り替えてからは、お菓子を食べ過ぎなくなりました。当時はカロリーばかりを気にして、今思えば相当無理な食事制限をしていました。その結果、体のリズムが極端に崩れることに……。（当時の失敗談については、54ページへ）

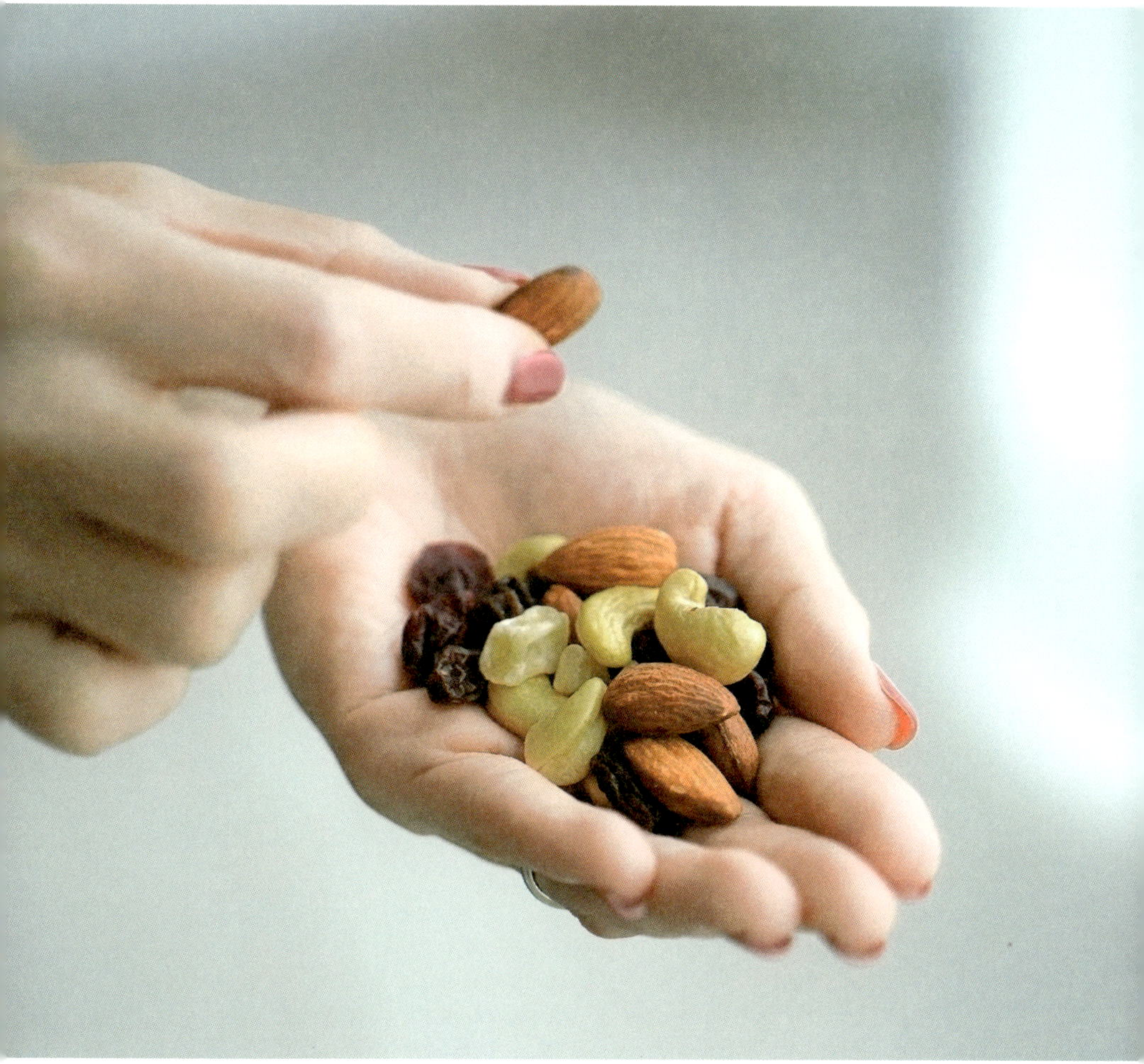

勘違いで陥りやすい

食事制限の失敗

私は9歳（小学4年生）からバレエ教室に通い始めました。中学と高校時代は、並行して学校の新体操部にも所属したため、部活が終わった後にバレエ教室へ通うハードな日々でした。短大時代は、夜間に東京バレエ団の付属学校に通い、短大卒業後は、NBAバレエ団に入団しました。

多くの方がイメージされる通り、バレリーナはスリムな体型を維持しなければなりません。当時は「絶対に太ってはいけない」という強迫観念と日々戦っていました。体重は今とそんなに変わらず、一般的には太っていません。ただ、バレリーナの中にいる自分は太って見えていました。「もっと細ければ、もっときれいに見えるはず。食事制限でもっと痩せなくちゃ……」

そんな思いで頑張って1～2kg落として、肋骨が浮き出るくらいのときもありました。それでも、バレエ仲間の中にいると太く、舞台に上がってライトを浴びると膨張して見えるので、もっともっと痩せねば、と……。

結局、食べたいものを我慢し続けることはできませんでした。「どうせカロリーをとるなら、好きなもので」という思考になり、食事よりもお菓子を優先して食べるようになってしまったのです。

部活後のバレエ教室に行くときも、夕食代わりに菓子パンや甘いお菓子を食べて

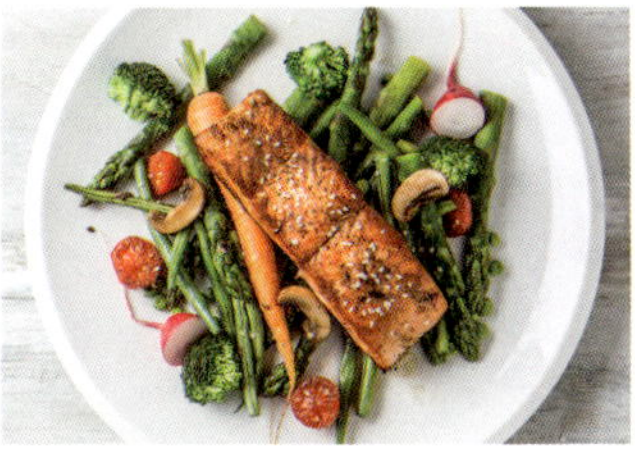

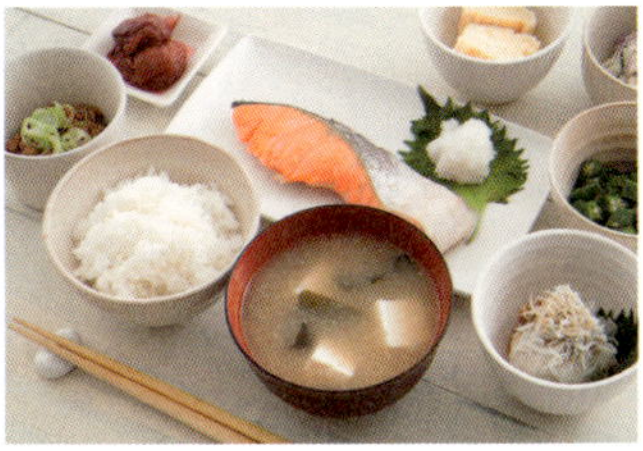

いました。唯一食事らしいものといえば、おにぎり。米も糖質なので、当時の私は糖質中毒のような状態だったのでしょう。ひどいときはケーキの後にアイスを食べて、さらに箱入りのクッキーやチョコレート菓子を完食するくらい、当時は常に糖質に飢えていました。今は考えただけでも胸焼けしそうです……。

糖質はエネルギー源になっても、体を作るものではありません。体を作るたんぱく質をほとんど摂れていなかったため、完全に栄養不足だったのです。その証拠に、常に月経不順で、高校3年間ずっと月経がストップしていました。

それ以外に自覚する不調がなかったことは、本当にラッキーだったと思います。バレリーナの引退後も、しばらくの間は糖質過多の生活でしたが、徐々に「普通の人の食事」ができるように。そして、管理栄養士の彩子さんの指導で、積極的にたんぱく質を摂取するようになりました。体を一から作り直している気分です。

はっきりと感じる変化は、前より甘いものに手が伸びなくなったことですが、肌や髪のツヤは以前よりもよくなり、爪も丈夫になりました。

今後さらにどんな変化があるのか。今では未来の自分の体を楽しみにしながら、正しい食生活を心がけています。

▲動画は
ここから！

58～71ページの「昼のヨガ【特別編】」
の動画　#250／15分

昼ヨガの習慣

私たちの体は本来、太陽が出ている時間に活発に動き、日没後は休息モードになるようにできています。このサイクルがうまく行くと、休息効果が高まり、短い時間でも効率よく体を休めることができるのです。

大切なのは、昼間にしっかり体を動かすこと。ですが、わかっていてもなかなか簡単ではありません。運動は昔から好きではないし、着替えや準備もめんどくさい……そんな方にこそ、おうちヨガをオススメします。やろうと思ったその日その時から、誰でもすぐに始められるからです。

ここで紹介するのは、全身の血行を促進させ、代謝をアップする7つのポーズ。滞っていた血流やリンパの流れがよくなり、いつのまにか体のこりやだるさが解消されていきます。気になっていた下半身のたるみを引き締め、全身にパワーがみなぎる感覚をもてるでしょう。

今日はしっかり体を動かしたい、ダイエットしたいという方は、動画に合わせて全メニューを。遅く起きてなんだかだるい休日の午後、仕事が終わりくたくたで帰宅した日や、デスクワークでこり固まったからリフレッシュしたい、というときには、好きなメニューを選んで無理なく行ってみてください。

全身が活性化され、気持ちまで前向きに変わってきます。

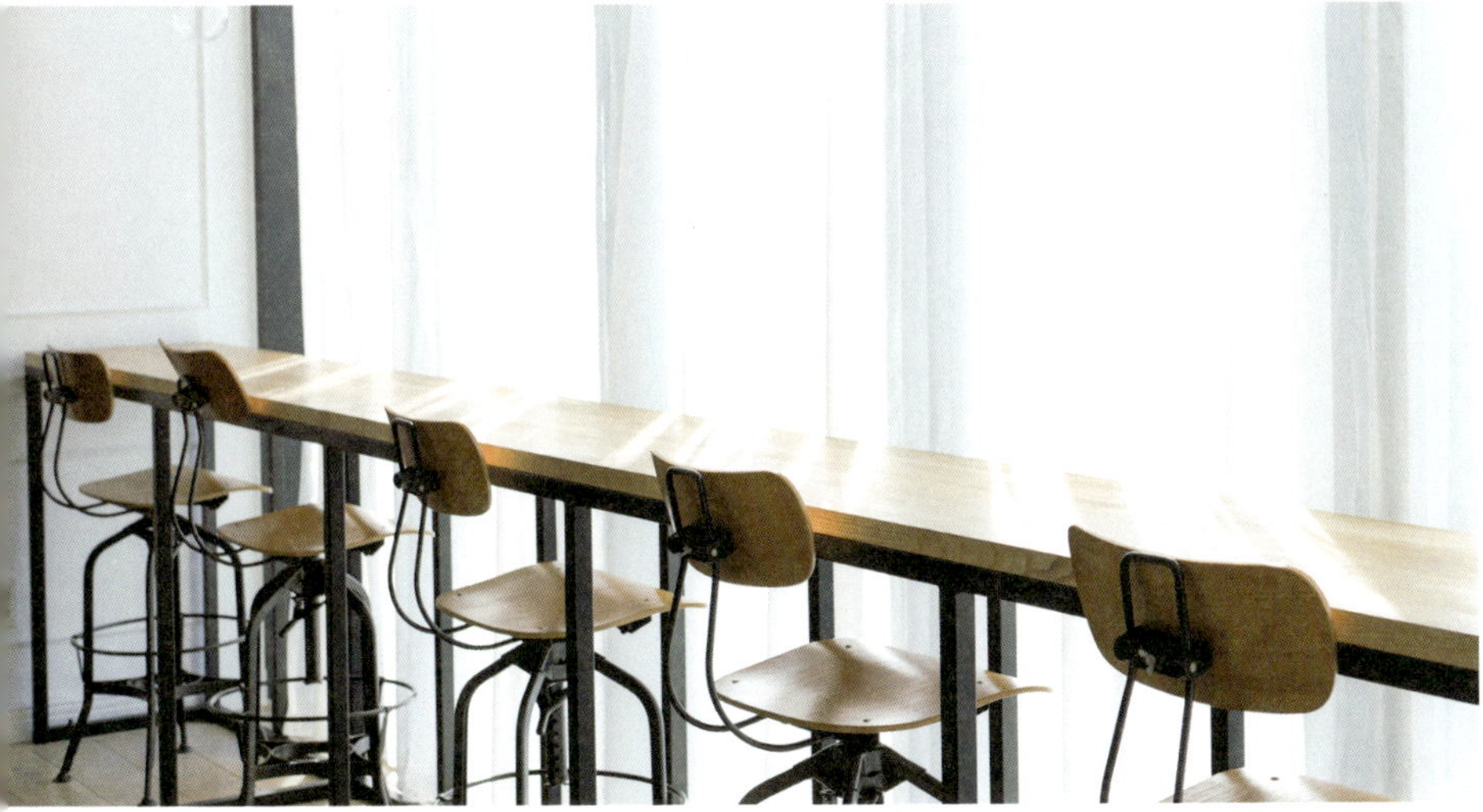

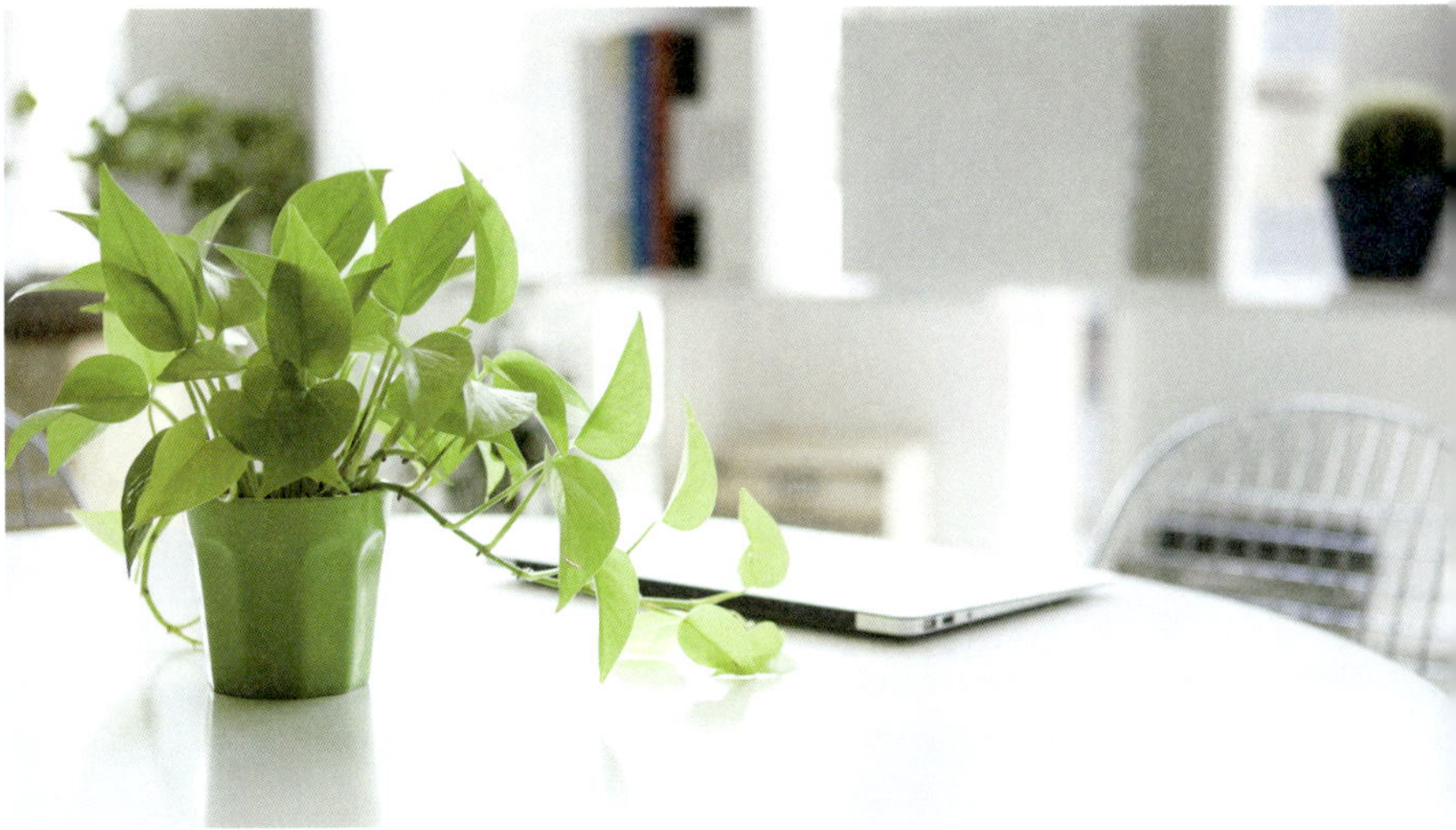

下半身がすらり

チェアーポーズ

・脚・お尻を引き締める
・体幹の強化
・集中力を高める
・O脚の改善

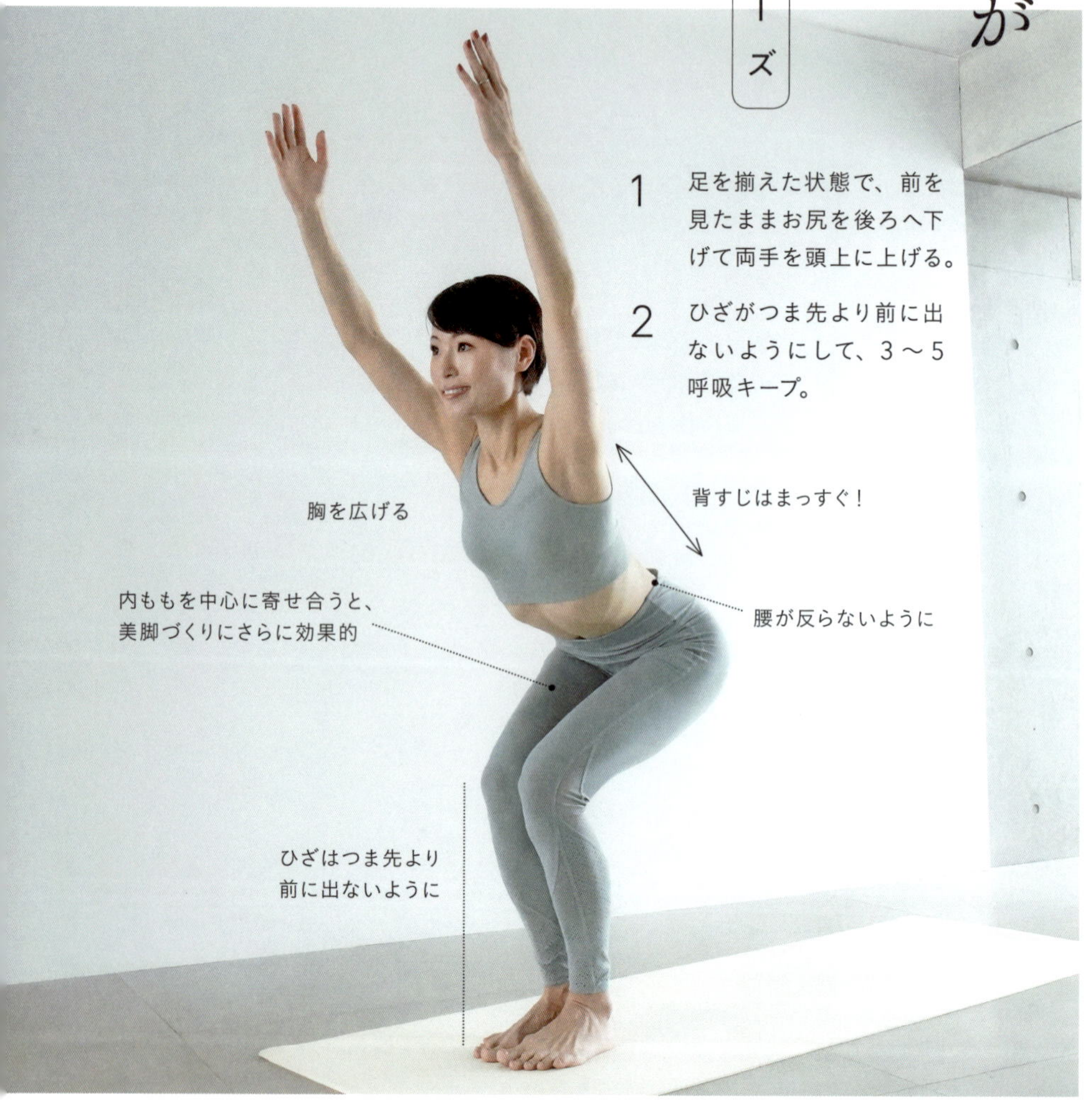

1 足を揃えた状態で、前を見たままお尻を後ろへ下げて両手を頭上に上げる。
2 ひざがつま先より前に出ないようにして、3～5呼吸キープ。
胸を広げる
背すじはまっすぐ！
内ももを中心に寄せ合うと、美脚づくりにさらに効果的
腰が反らないように
ひざはつま先より前に出ないように

見えない椅子に座ったようなポーズ。ちょっときついと感じる方は、太ももの内側にキュッと力を入れるとキープしやすくなります。ももの引き締めに効果的。

easy

足を揃えているときつい場合は、腰幅に広げて行う。

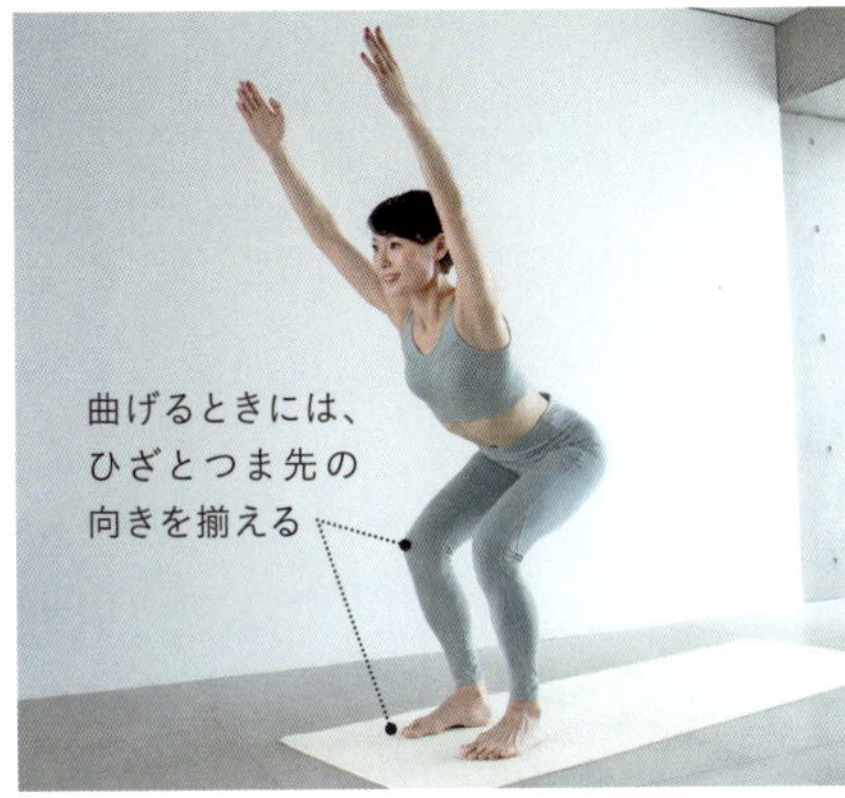
曲げるときには、
ひざとつま先の
向きを揃える

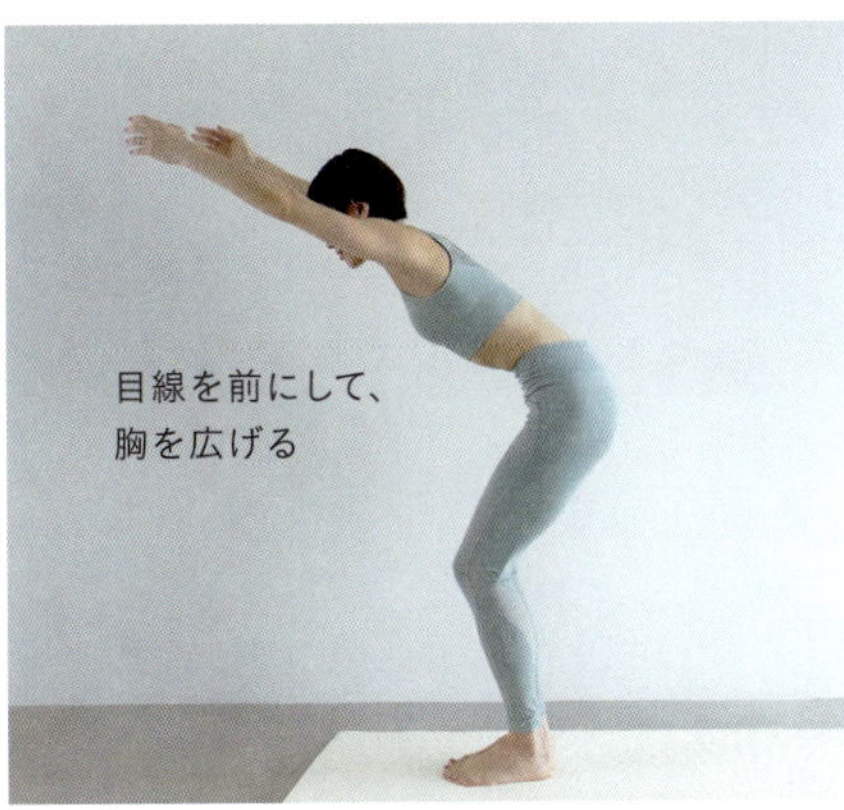
目線を前にして、
胸を広げる

NG 1

上半身を傾けないで、ひざを曲げる。肩もすぼめずに、肩甲骨を下げて行うこと。

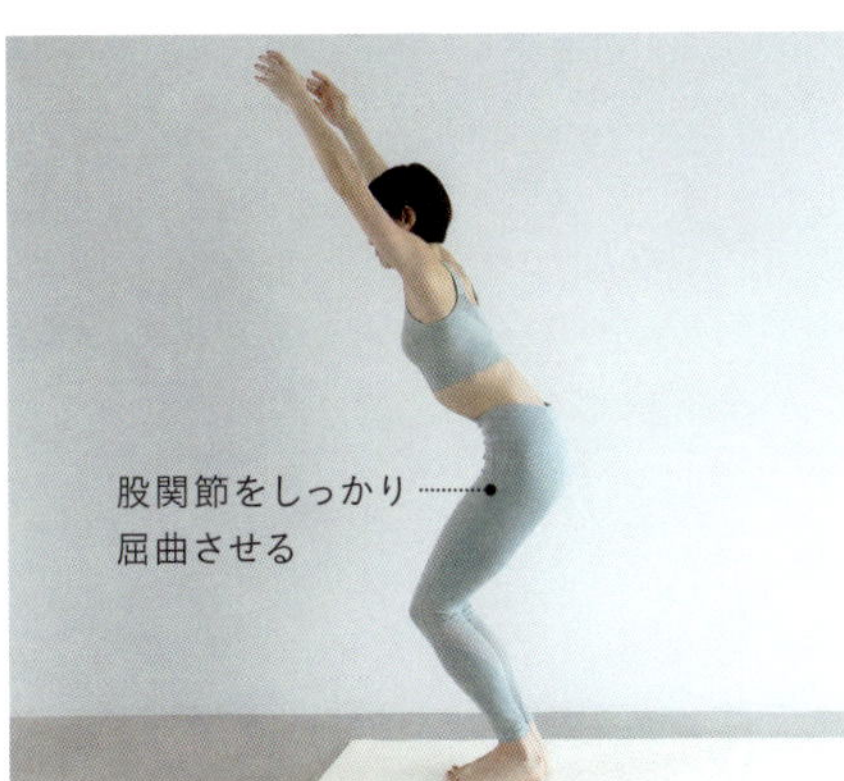
股関節をしっかり
屈曲させる

NG 2

ひざがつま先より前に出ないようにして、お尻を下げる。

全身にパワーを巡らせる

ウォーリア1

・下半身の強化
・呼吸機能を改善する
・心身のエネルギーを高める
・気持ちを前向きにする

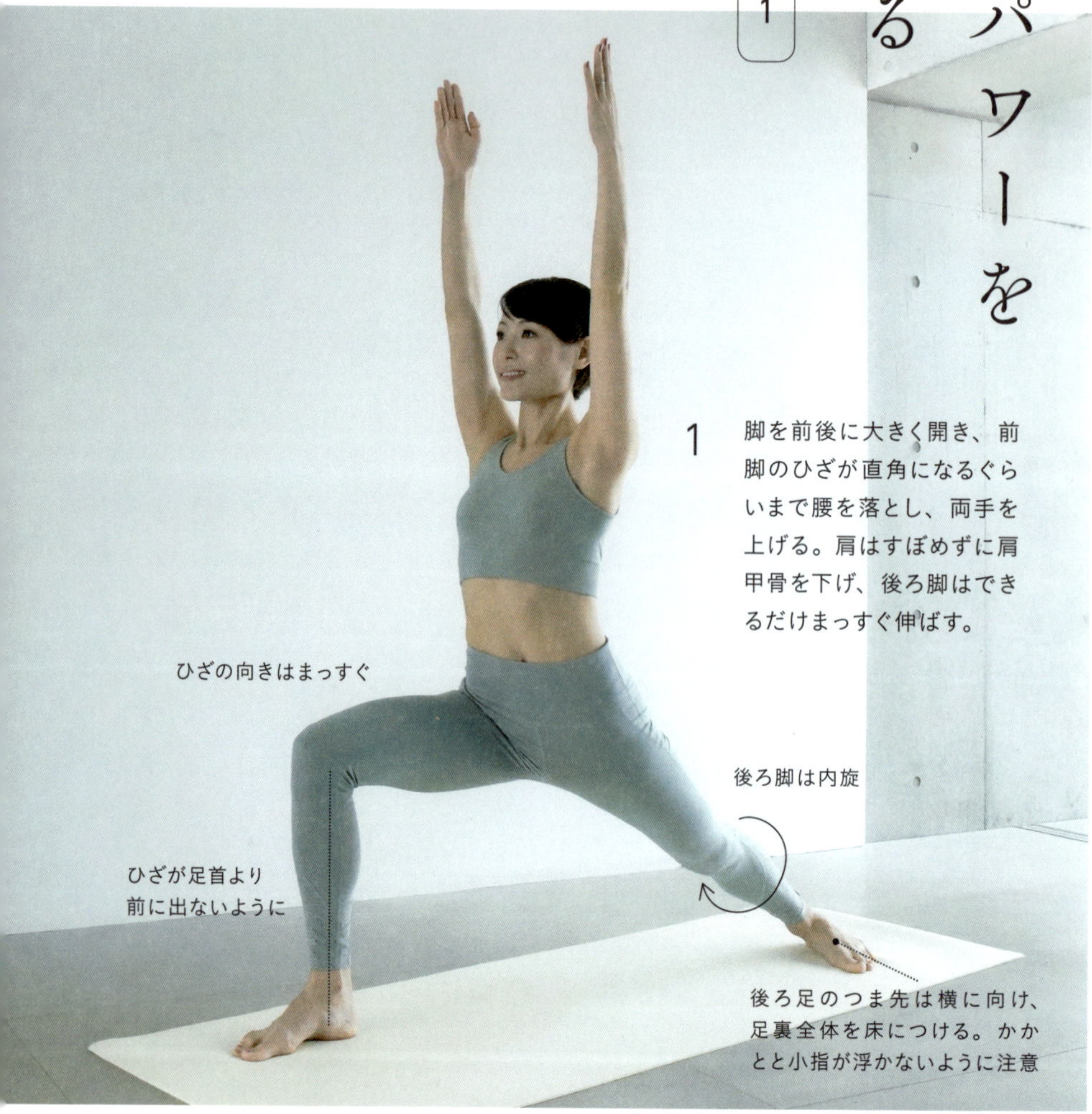
ひざの向きはまっすぐ
ひざが足首より
前に出ないように
後ろ脚は内旋
後ろ足のつま先は横に向け、
足裏全体を床につける。かか
とと小指が浮かないように注意

1 脚を前後に大きく開き、前脚のひざが直角になるぐらいまで腰を落とし、両手を上げる。肩はすぼめずに肩甲骨を下げ、後ろ脚はできるだけまっすぐ伸ばす。

果敢に敵に向かっていく戦士のように、力強く脚を踏み出すポーズ。下半身の強化はもちろん、脚の付け根のそけい部とわきの下にあるリンパ節がよく伸びて、全身の巡りがよくなります。

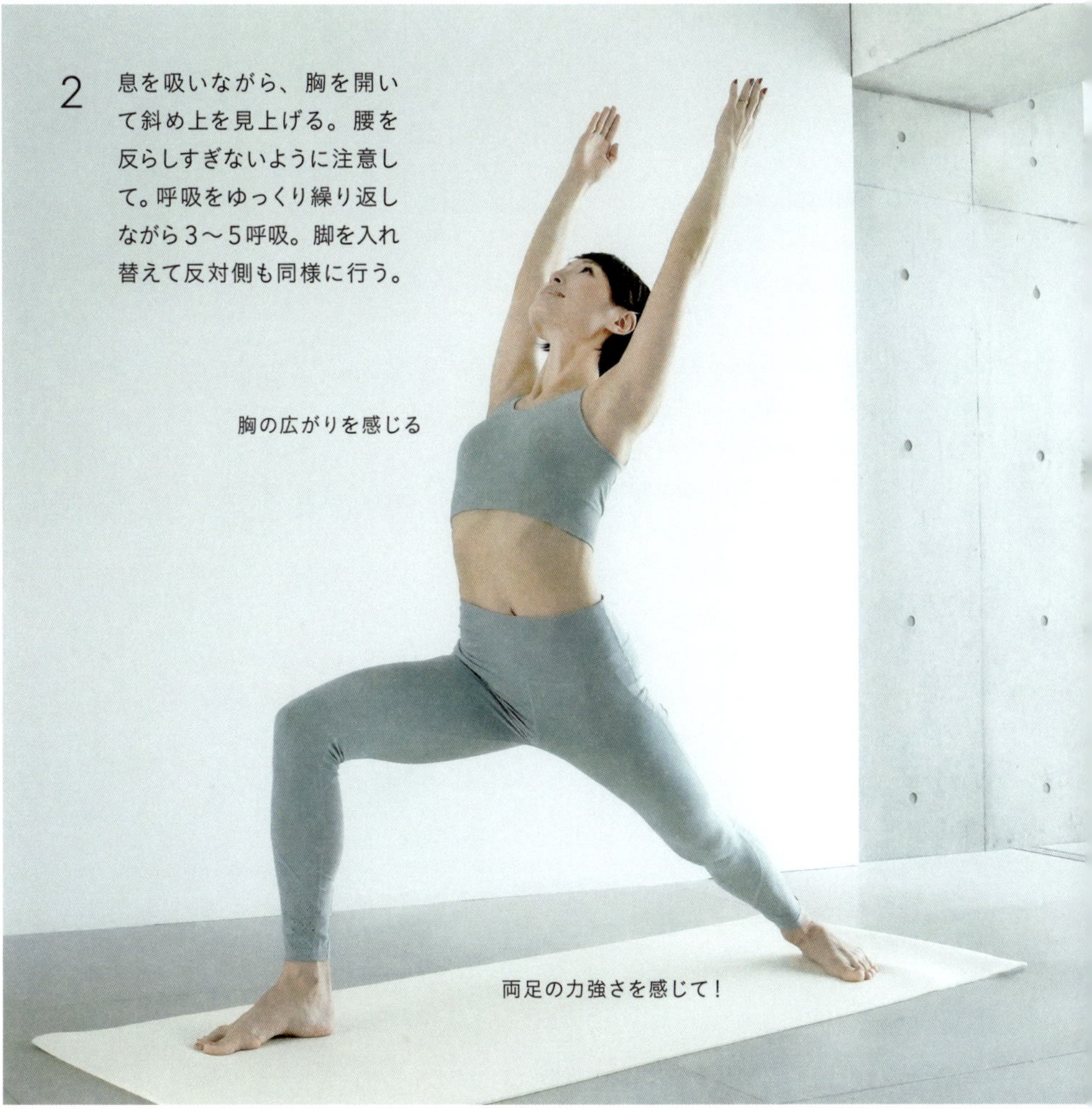

2 息を吸いながら、胸を開いて斜め上を見上げる。腰を反らしすぎないように注意して。呼吸をゆっくり繰り返しながら3〜5呼吸。脚を入れ替えて反対側も同様に行う。

気力＆体力アップ

ウォーリア２

・下半身の強化
・股関節の柔軟性を高める
・集中力を高める
・デトックス効果

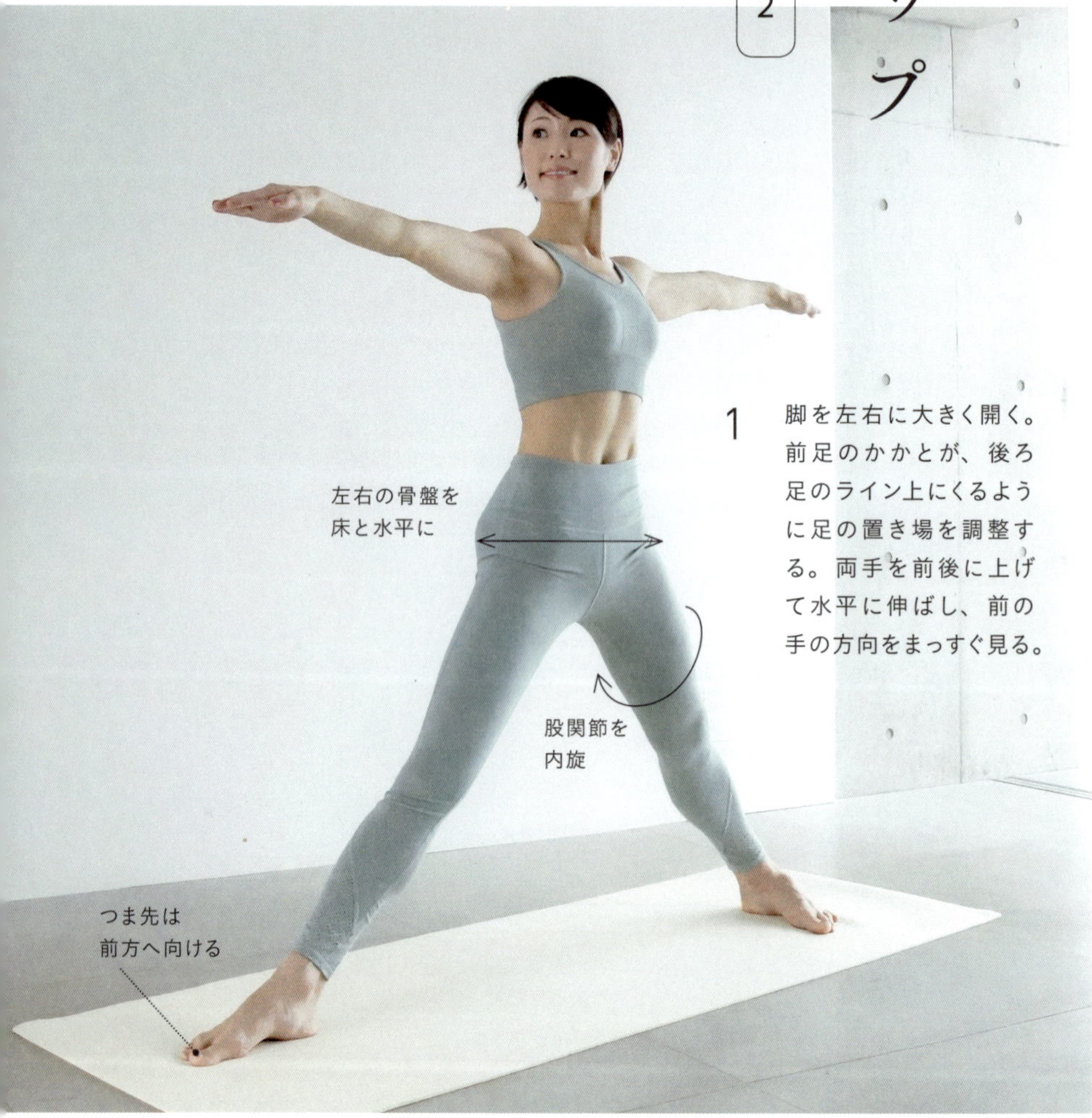
左右の骨盤を
床と水平に
股関節を
内旋
つま先は
前方へ向ける

1　脚を左右に大きく開く。前足のかかとが、後ろ足のライン上にくるように足の置き場を調整する。両手を前後に上げて水平に伸ばし、前の手の方向をまっすぐ見る。

ウォーリア1と同様に力強いポーズで、キープ中から内面の強さがにじみ出るように感じられるでしょう。腰を深く落とすほど下半身を強化でき、ポーズの安定性も高まります。

NG

右／前のひざが内側に傾かないように、できるだけまっすぐに保つ。左／お尻を突き出さないで、上半身は直立させておく。

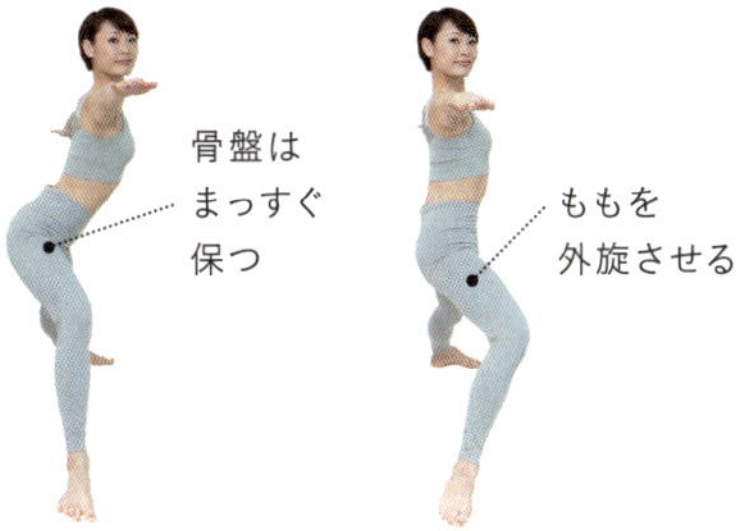
骨盤はまっすぐ保つ
ももを外旋させる

2 前のひざが直角になるくらいまで腰を落とす。ゆっくりと3〜5呼吸を繰り返したら、手脚を入れ替えて反対側も同様に行う。

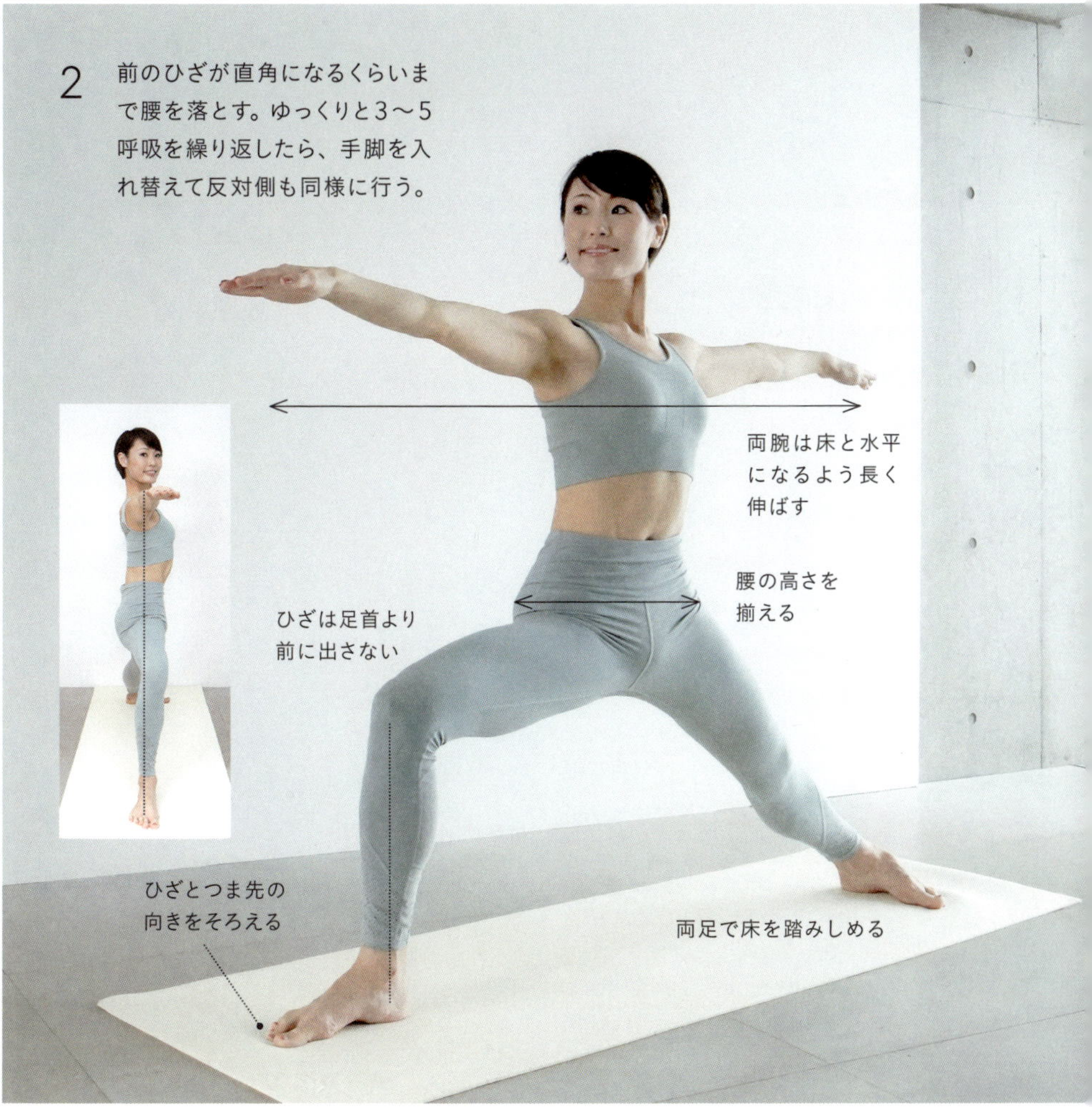
両腕は床と水平になるよう長く伸ばす
腰の高さを揃える
ひざは足首より前に出さない
ひざとつま先の向きをそろえる
両足で床を踏みしめる

体幹力をつける

プランク

・体幹の強化
・姿勢を整える
・腕を引き締める
・代謝アップ

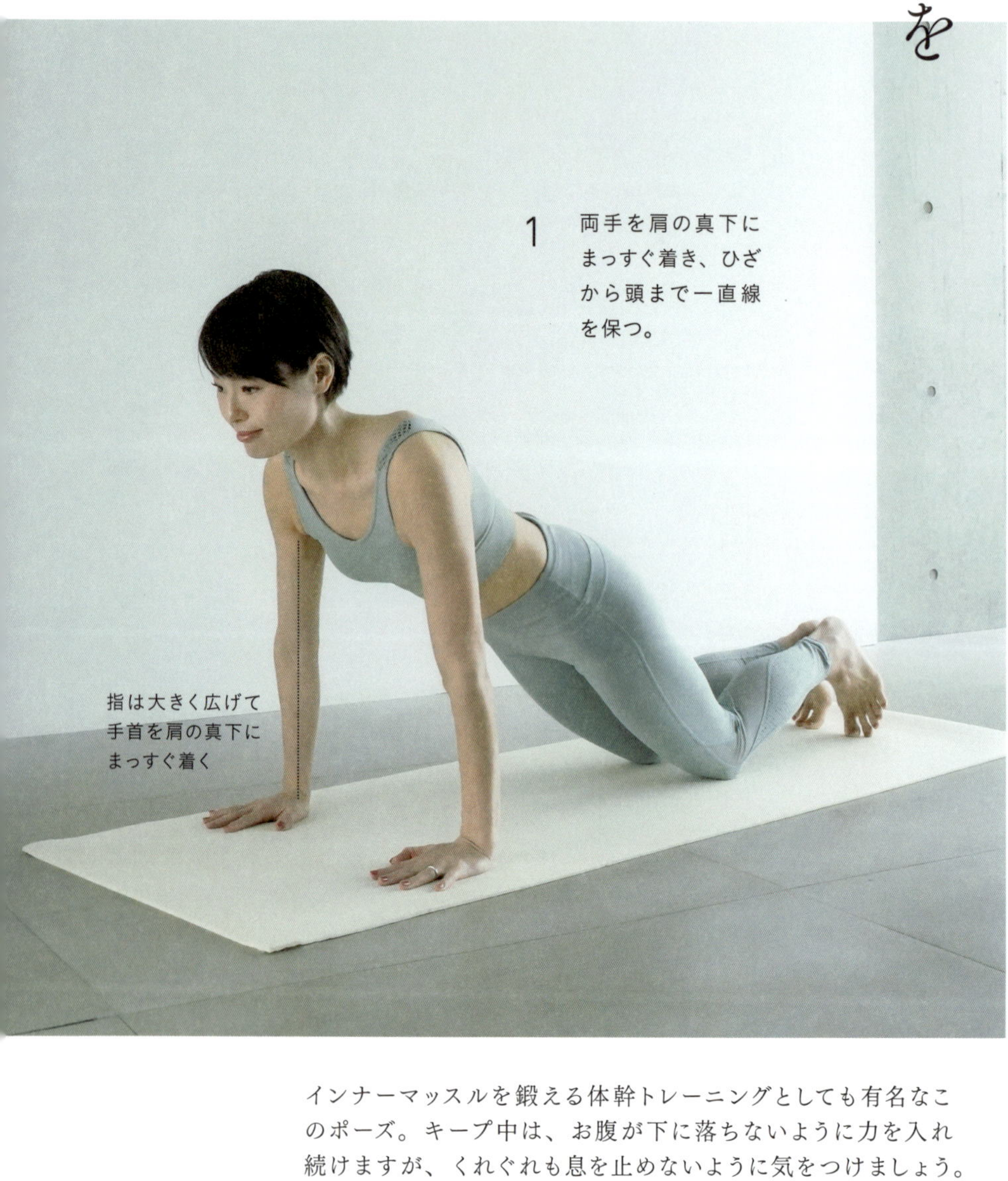

1 両手を肩の真下にまっすぐ着き、ひざから頭まで一直線を保つ。

指は大きく広げて
手首を肩の真下に
まっすぐ着く

インナーマッスルを鍛える体幹トレーニングとしても有名なこのポーズ。キープ中は、お腹が下に落ちないように力を入れ続けますが、くれぐれも息を止めないように気をつけましょう。

2 ひざを伸ばして体を持ち上げ、お腹に力を入れて頭からかかとまで一直線にする。ゆっくり呼吸を繰り返しながら3～5呼吸。

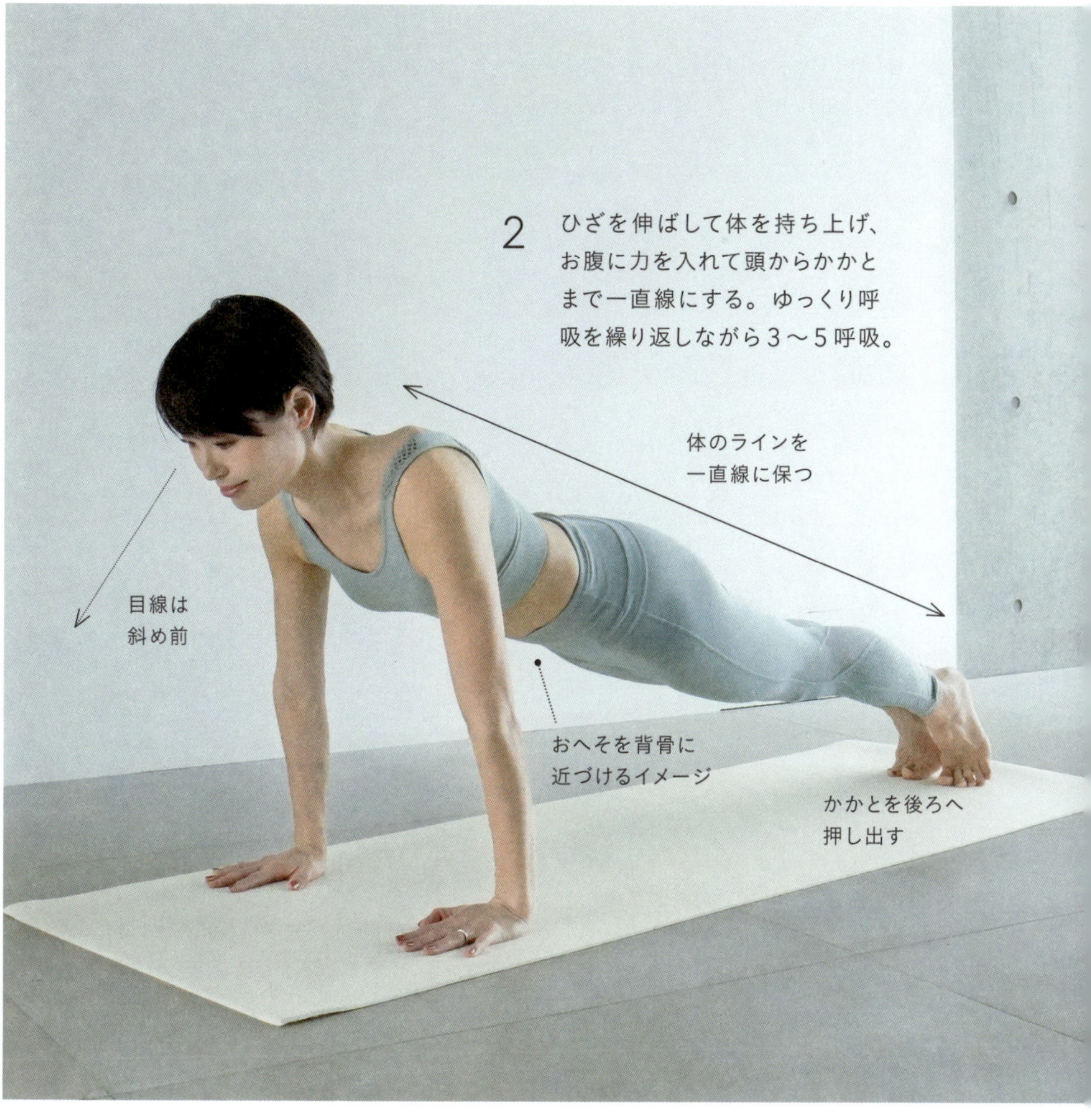
体のラインを
一直線に保つ
目線は
斜め前
おへそを背骨に
近づけるイメージ
かかとを後ろへ
押し出す

背中とお尻がすっきり

弓のポーズ

・背中とお尻を引き締める
・内臓機能を高める
・姿勢の改善
・肩こりや背中のこりを解消

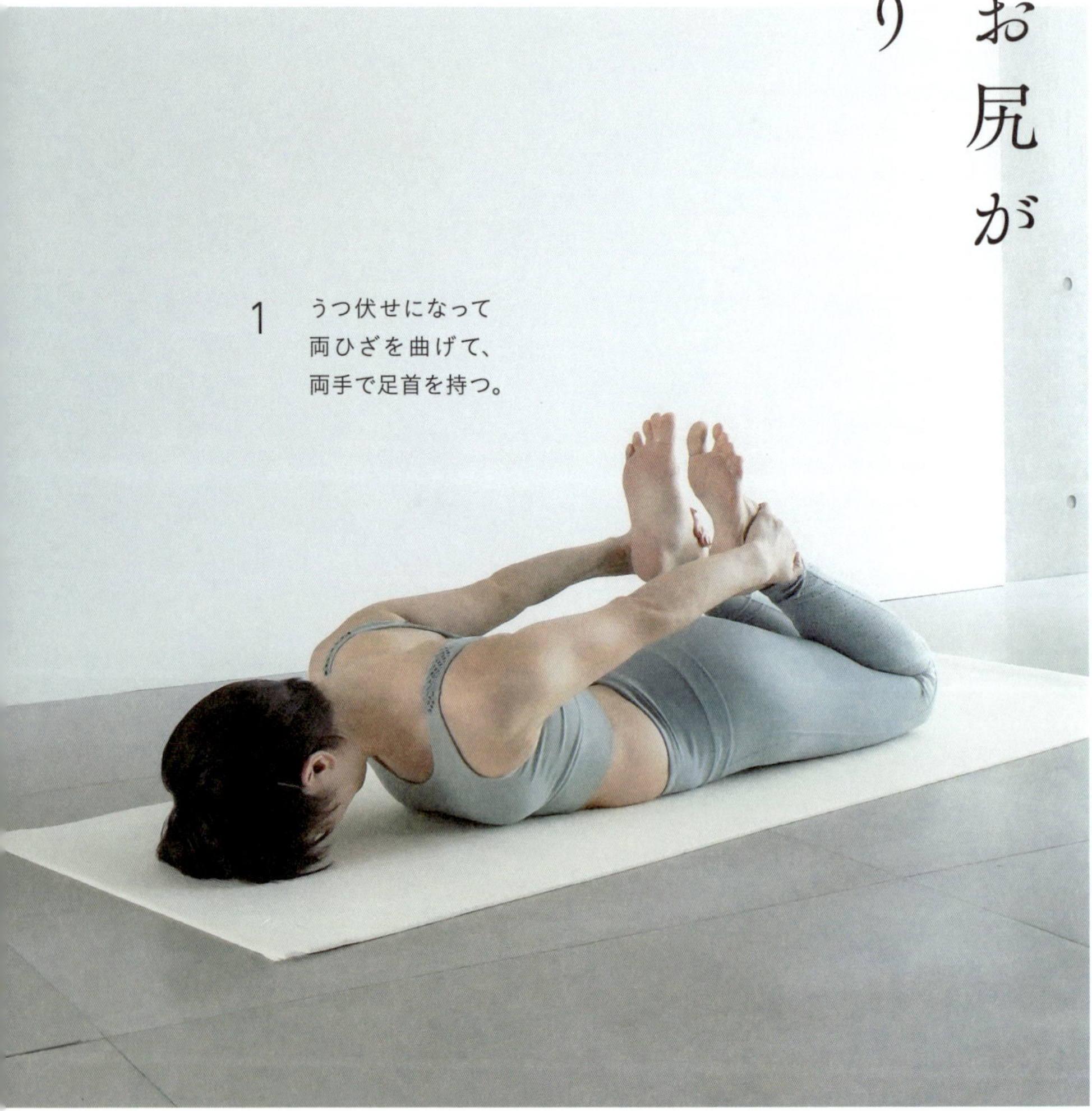

1 うつ伏せになって両ひざを曲げて、両手で足首を持つ。

背筋を鍛えながら、お尻にも自然と力が入るためヒップアップに効果的。また、肩甲骨がしっかり寄って胸が開くので、猫背の解消と浅い呼吸の改善にもつながります。

easy

慣れるまでは、上半身と脚が床から少し浮く程度でOK。腰に痛みのあるときは控える。

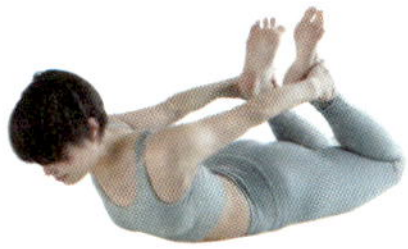

2 息を吸いながら、お尻や太ももに力を入れて上半身と脚を持ち上げる。腰は反らしすぎず、ひざは広がりすぎないように。ゆっくり呼吸を繰り返しながら3〜5呼吸。

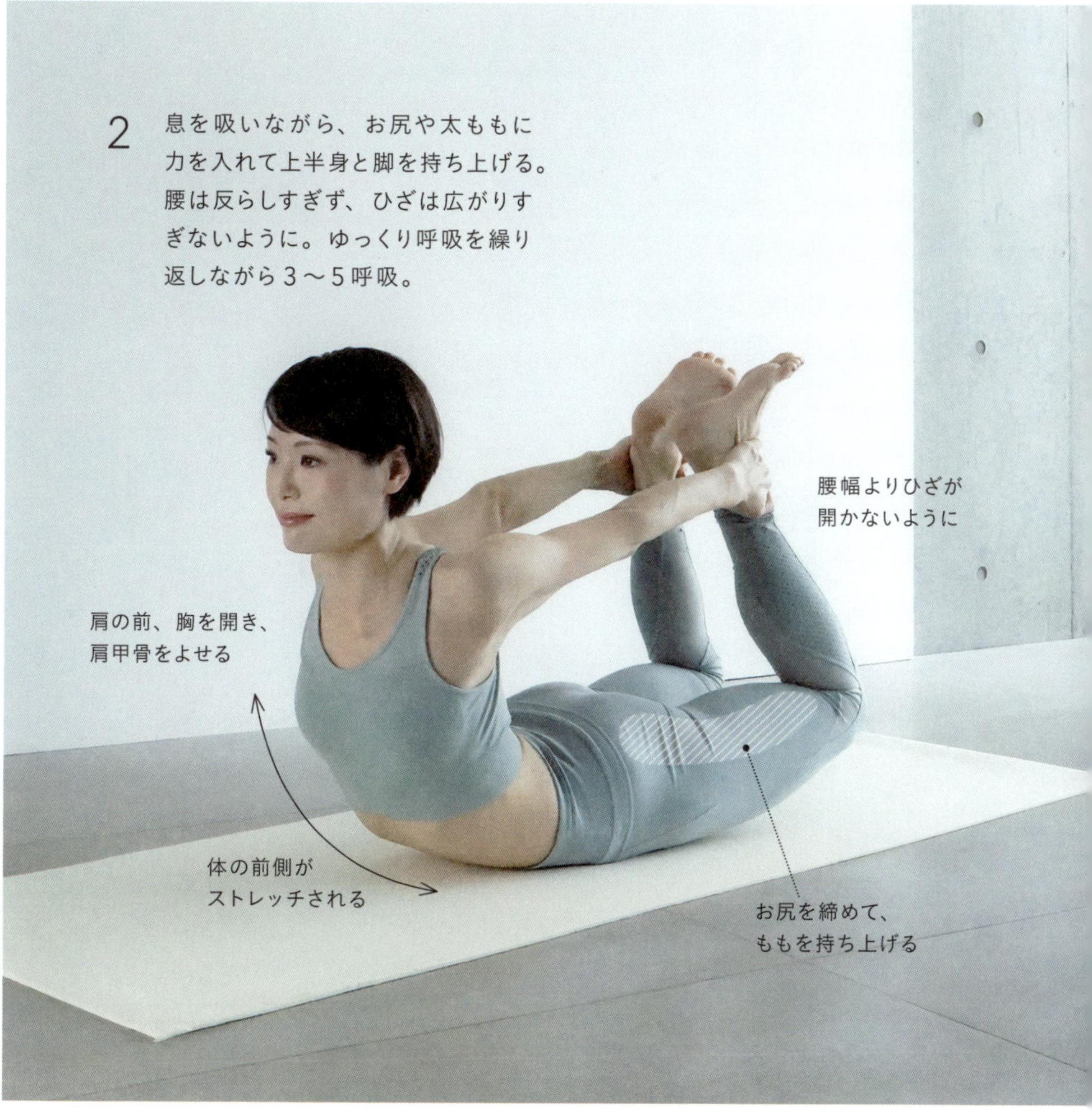
腰幅よりひざが
開かないように
肩の前、胸を開き、
肩甲骨をよせる
体の前側が
ストレッチされる
お尻を締めて、
ももを持ち上げる

ぽっこりお腹を解消

舟のポーズ

・体幹の強化
・集中力を高める
・バランス力アップ
・便秘解消

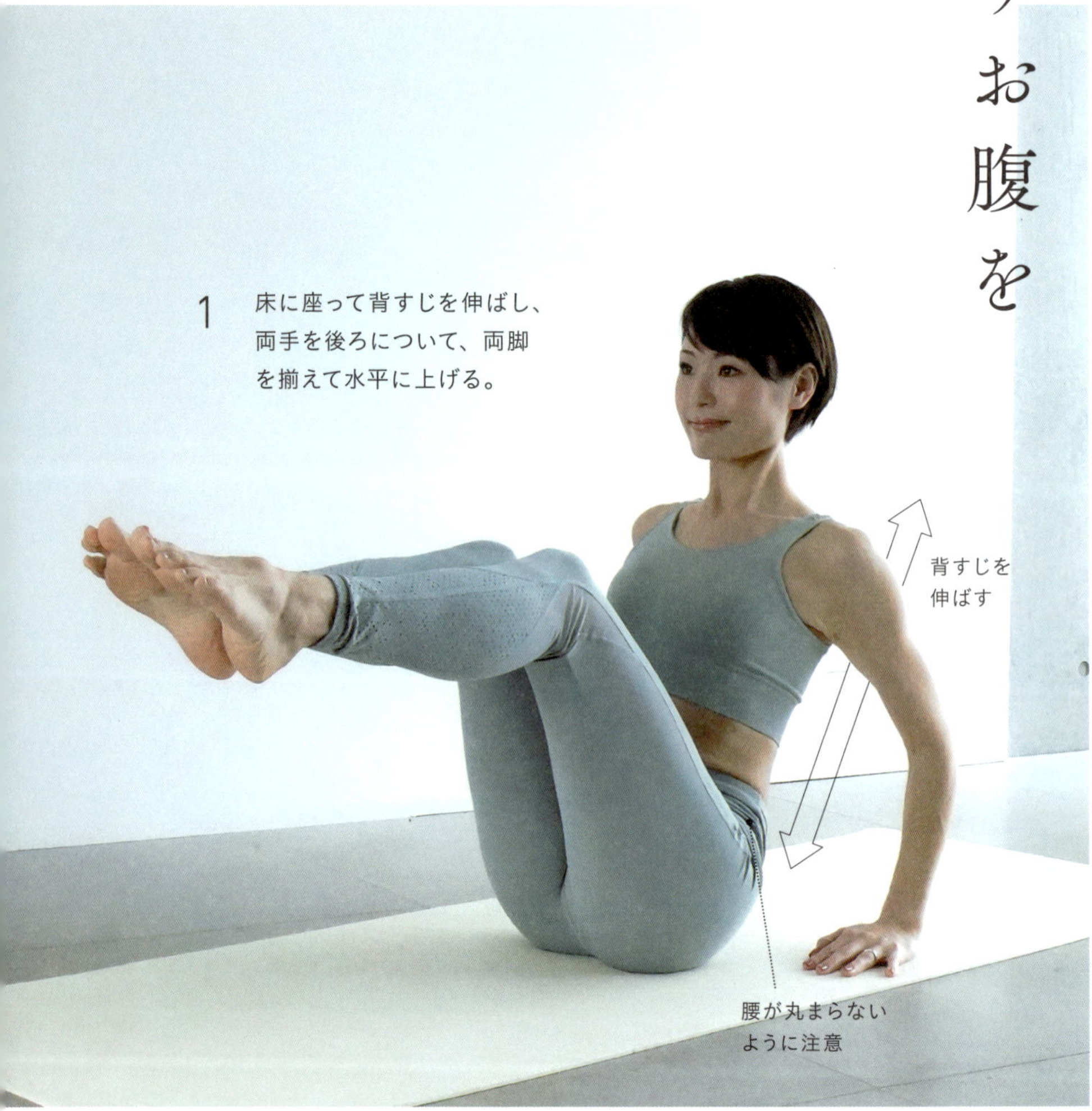
1 床に座って背すじを伸ばし、両手を後ろについて、両脚を揃えて水平に上げる。
背すじを伸ばす
腰が丸まらないように注意

別名「V字のポーズ」とも言われるこのポーズ。腹筋全体を使い、不安定になりがちなバランスをキープします。特に下腹部の筋肉を使うので、ぽっこりと出た下腹の引き締めに効果的です。

easy

両ひざを伸ばすと上半身が後ろに倒れてしまう場合は、ひざは曲げたまま、手だけ前に伸ばして行おう。

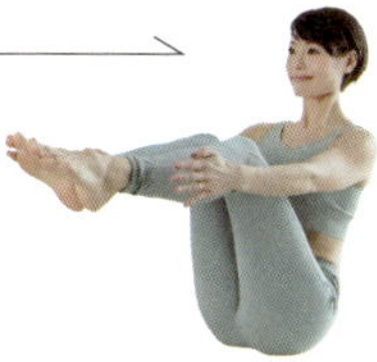

2 両手を前に伸ばし、両脚もできるだけまっすぐ伸ばす。ゆっくり呼吸を繰り返しながら5呼吸キープ。

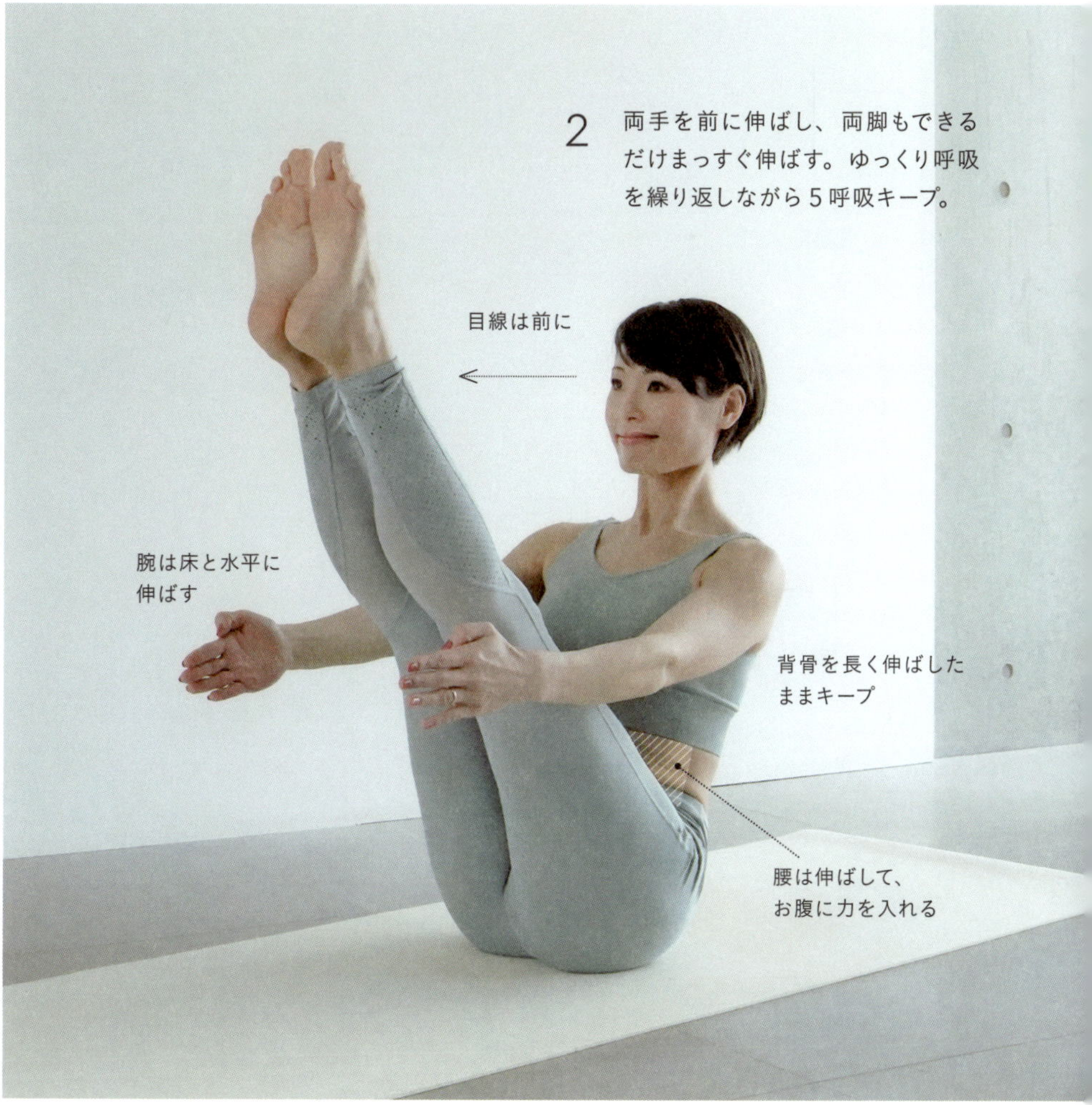
目線は前に
腕は床と水平に伸ばす
背骨を長く伸ばしたままキープ
腰は伸ばして、お腹に力を入れる

きゅっと上がったお尻に

橋のポーズ

・おしりと背中を引き締める
・自律神経を整える
・腰痛の予防・緩和
・呼吸機能を高める

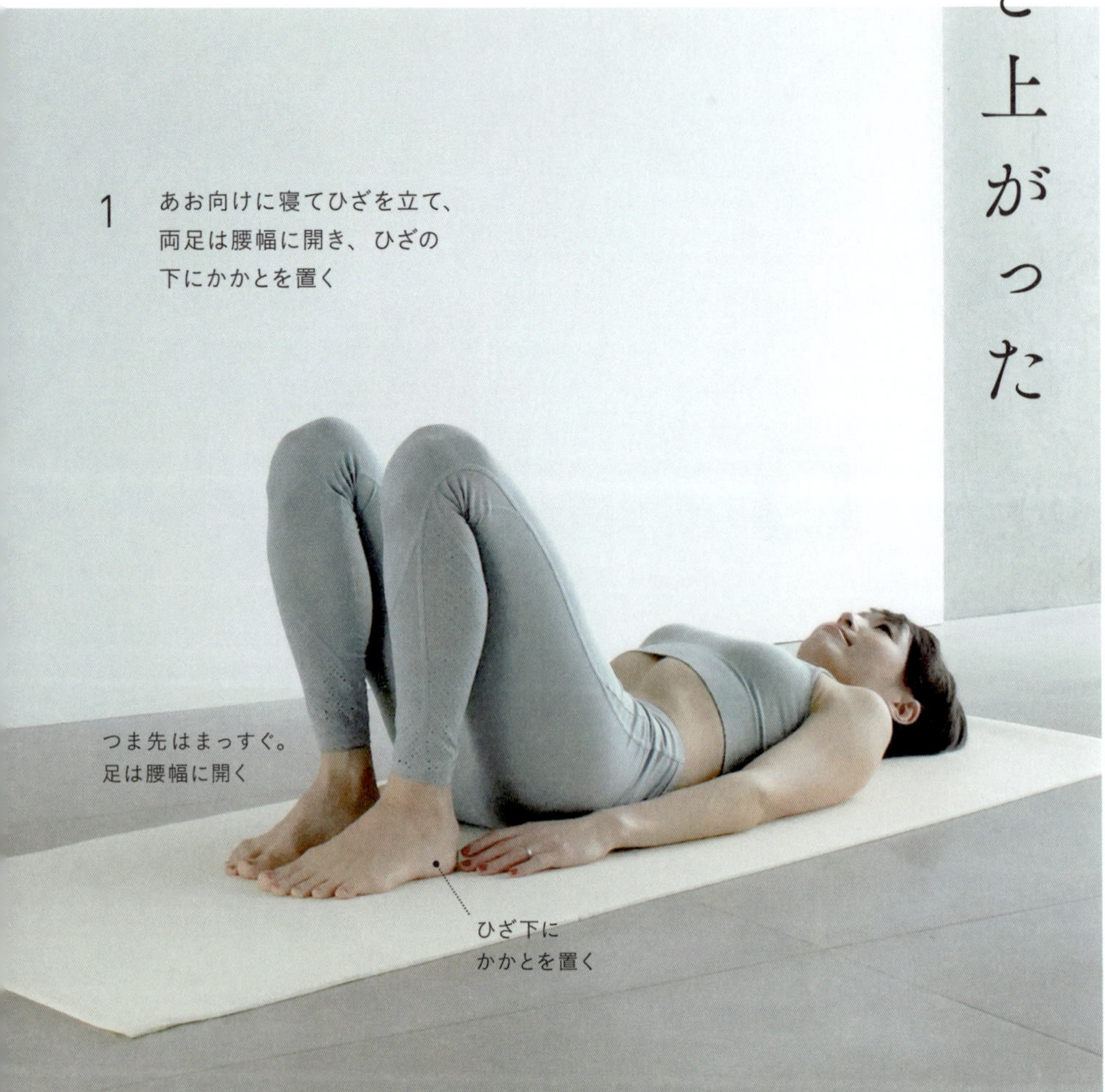
1 あお向けに寝てひざを立て、両足は腰幅に開き、ひざの下にかかとを置く
つま先はまっすぐ。足は腰幅に開く
ひざ下にかかとを置く

足とお尻の力で体を下から支えるため、小尻効果とヒップアップ効果の両方を期待できます。ももの裏側とお尻の筋肉を使うのが、体勢をキープするコツです。腰周りも強化できるので、腰痛防止にもつながります。

2　息を吸いながらお尻を持ち上げる。
ゆっくり呼吸を繰り返しながら5呼吸。
ひざが開かないようにして行おう。

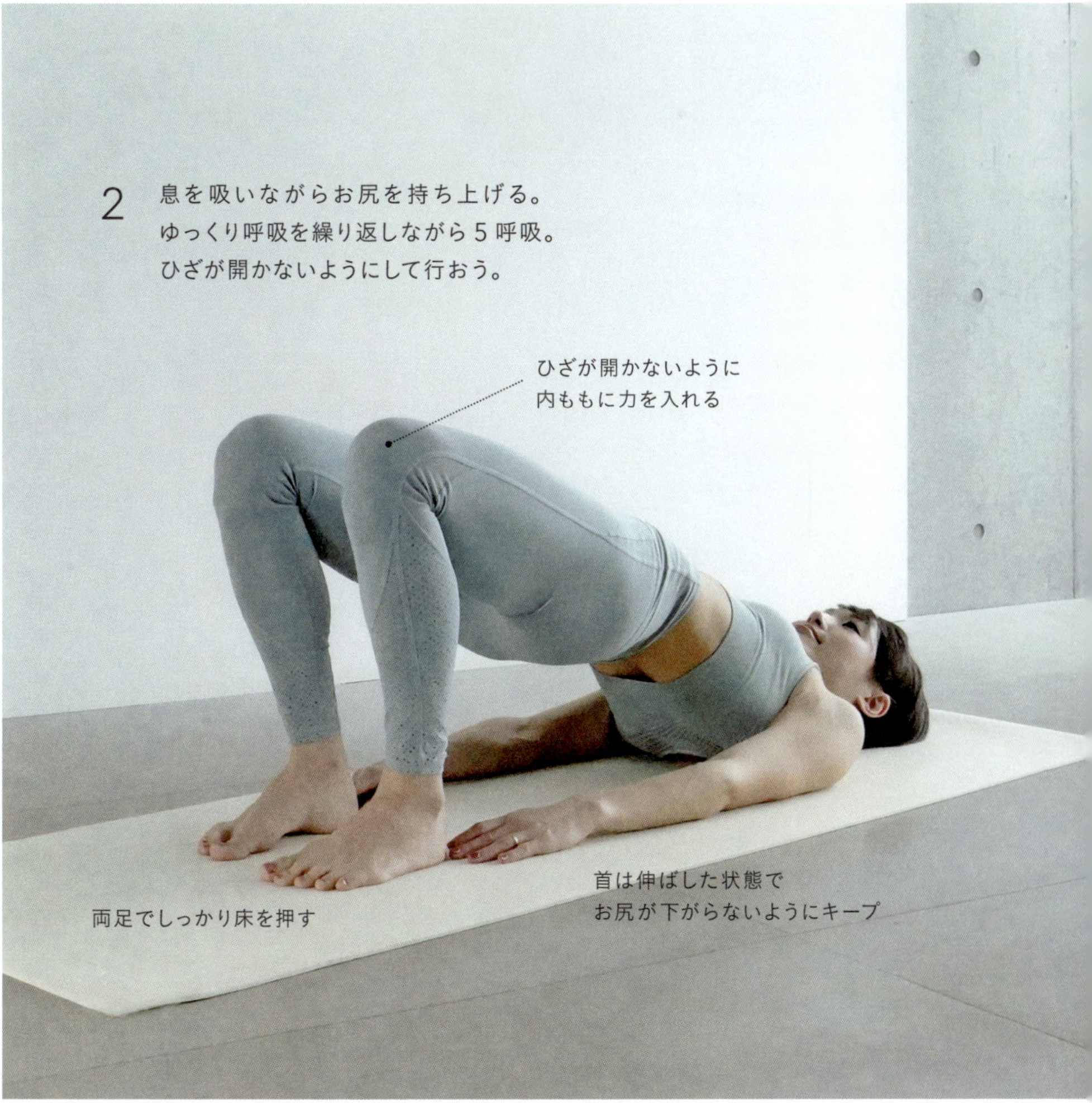
ひざが開かないように
内ももに力を入れる
両足でしっかり床を押す
首は伸ばした状態で
お尻が下がらないようにキープ

昼ヨガのオススメ動画

代謝を上げる昼ヨガ。血行を促進させ、全身の巡りが良くなります。
ダイエットにも効果的！ QRコードからYouTubeの動画にとべます。
#の動画番号で検索することも可能です。

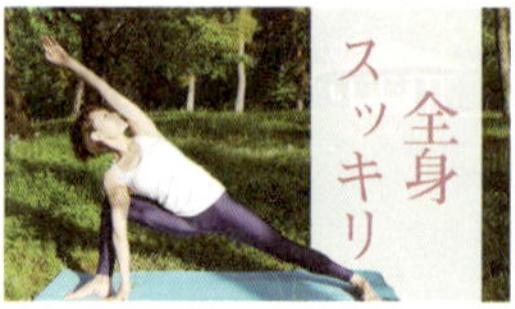

全身に効く20分フローヨガ☆
みるみる体が引き締まる！

#206／20分

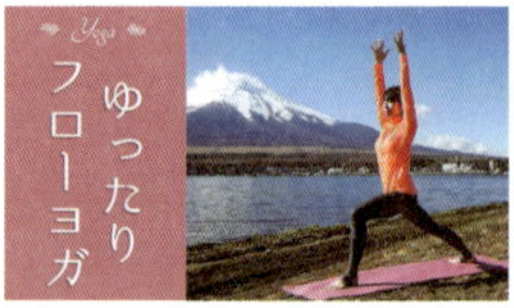

ゆったりフローヨガ☆
全身の代謝を上げ、
心地よくダイエット！

#166／19分

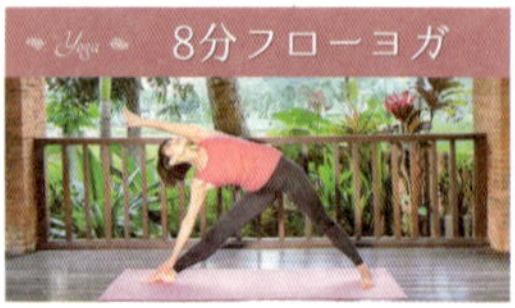

8分フローヨガで心身スッキリ！
身も心も軽やかに☆

#154／8分

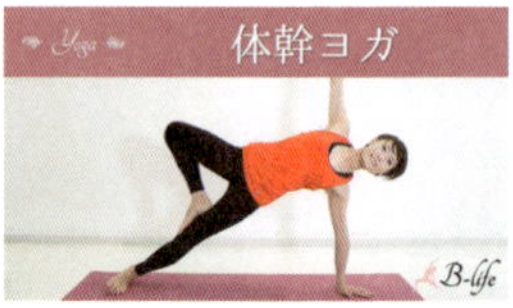

体幹ヨガでダイエット☆
全身の血行を促進し、
脂肪燃焼しよう！

#144／11分

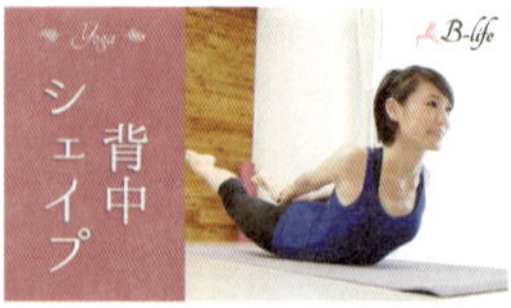

背中シェイプヨガ☆
猫背を解消し、
気持ちも前向きになる！

#161／11分

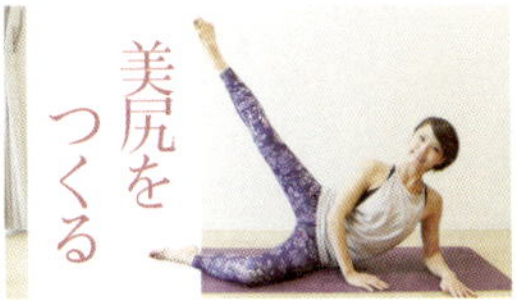

上向きヒップをつくる☆
かんたん美尻エクササイズ！

＃197／8分

3分プランク！
みるみるお腹が引き締まる☆
【初中級者向け】

＃208／4分

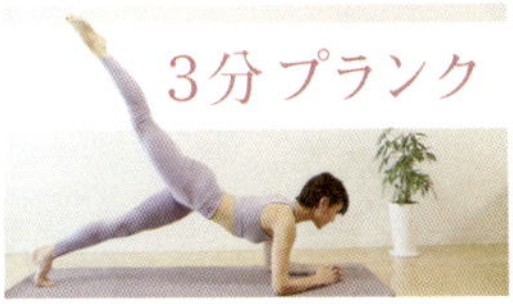

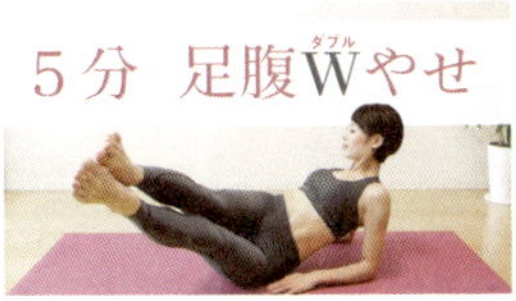

5分 足腹ダブル痩せ！
寝たまま簡単ダイエット☆
【初中級者向け】

＃234／6分

魅力的なくびれ作り☆
わき腹の脂肪燃焼に効果的！

＃195／15分

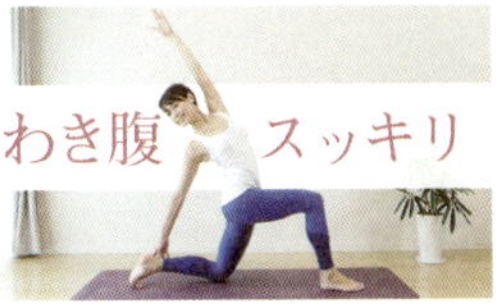

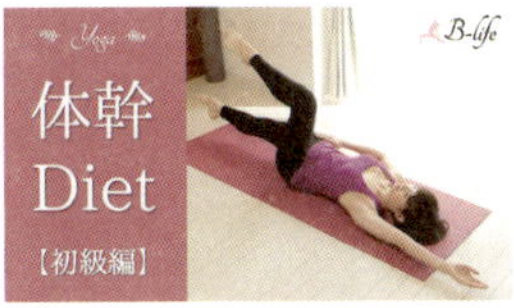

ぽっこりお腹解消！
30秒体幹トレーニングで
気軽にダイエット【初級編】

＃91／5分

夜の習慣

Mariko流　夜のタイムテーブル

pm　6:30　夕食
昼食が多ければ夜は軽めにすませる
娘と遊ぶ

pm　8:00　入浴
1時間ゆっくり一人時間

pm　9:30　夜ヨガとストレッチ、就寝の支度

pm　10:00　娘と一緒に就寝
朝までぐっすり眠る

今日の疲れは
その日にリセット。
明日も笑顔の自分に会える

ゴルフボールマッサージ

ゴルフを一切やらないのに、ティッシュやハンカチと同じくらい、常にカバンに入れているのがゴルフボール。中学生のころからどこへ行くにも必ず持ち歩きます。

バレエではつま先までピンと伸ばしたり、足裏の筋肉をよく使うので、足裏がカチカチに固くなってしまいます。それをほぐすのに最適なのが、ゴルフボール。上から踏んでコロコロ転がすだけで、ツボ押しマッサージのようにイタ気持ちいい感覚を得られます。手を使わずに済むうえに、髪の毛を乾かしたり、メイクをしながら行えるので忙しい方にもぴったり。我が家の洗面所には、常にゴルフボールがひとつ転がっています。

旅行に行くときの必需品でもあります。長時間のフライトで足がむくんだとき、観光で歩き回って足がパンパンに疲れたとき。いつでもどこでもマッサージができます。昨年行ったタイでは、うっかり愛用のゴルフボールを忘れてしまったことも。到着したその日から踏みたくて踏みたくて……。偶然にも海辺で足裏にフィットしそうな丸い石を見つけ、それを拾って代わりに踏んでいたくらい、私にとって欠かせないアイテムです。

むくみや疲れの解消に加え、血行促進の効果もあります。立ち仕事をしている方はもちろん、ヒールを愛用している、座り仕事が多い、よく歩くといった方にもオススメです。

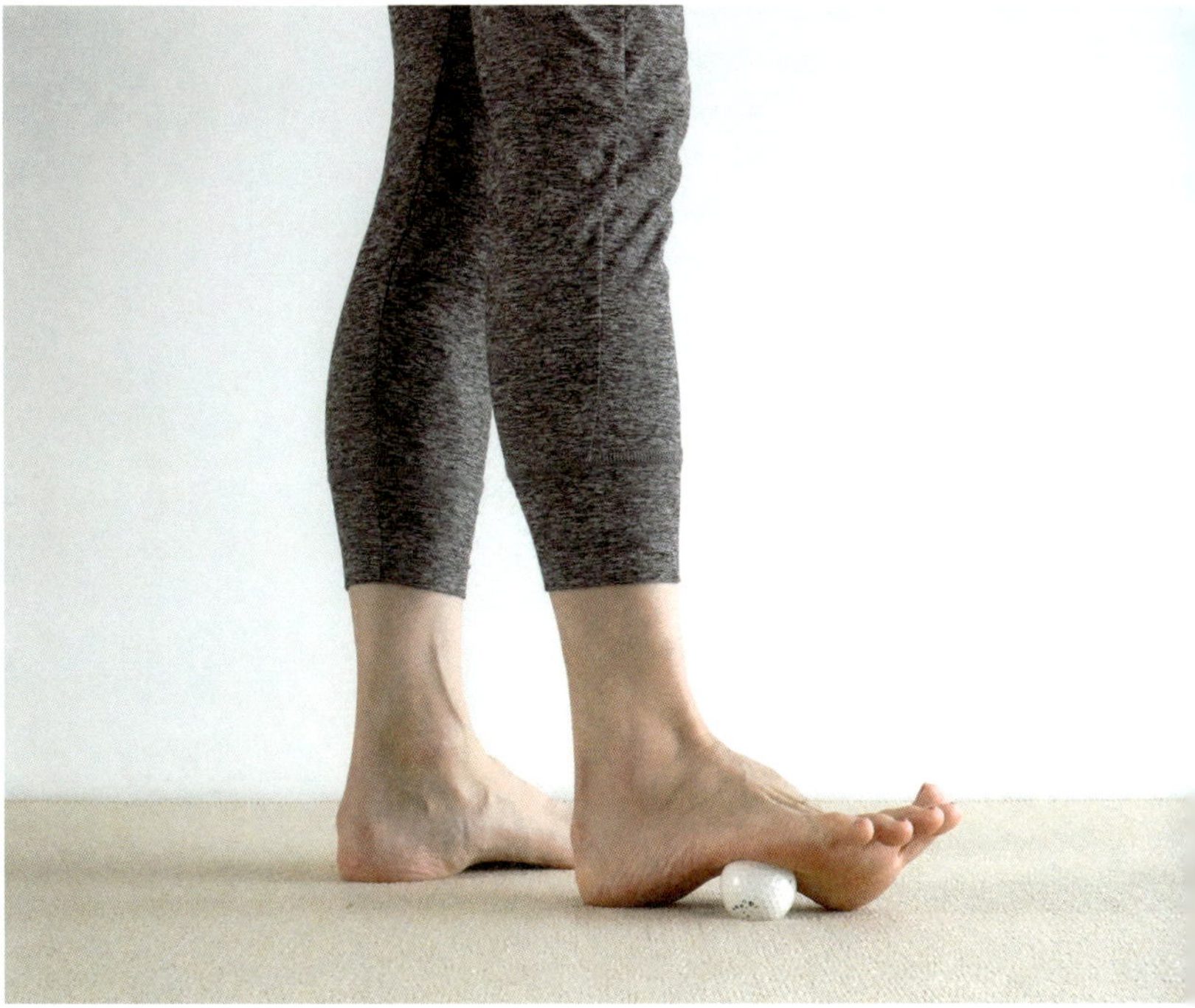

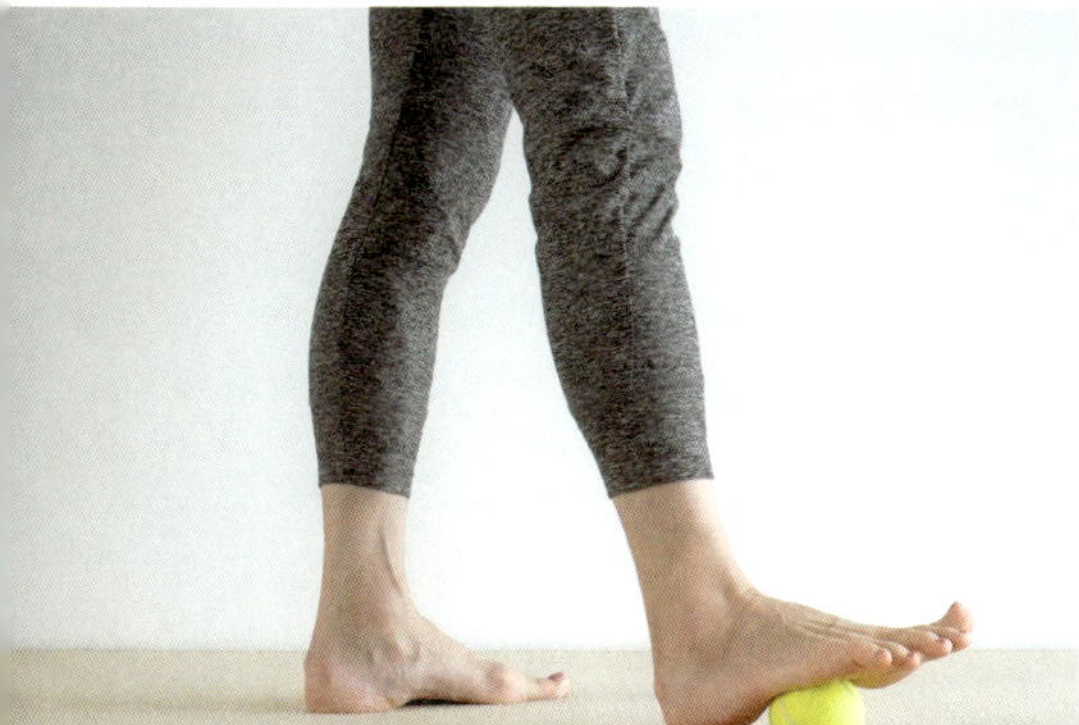

ゴルフボールだと痛すぎる方は、柔らかいテニスボールでもOK。

太もも裏伸ばし

脚のむくみや疲れを強く感じるときは、ゴルフボールでコロコロするだけでなく、脚を高い位置に上げて、下がった血を心臓に戻すと回復が早まります。床に座ってソファや椅子に脚を乗せる、壁に立てかけるなど、お好みの方法で構いません。私はよく寝る前に、ベッドの上で脚を壁に立てかけます。

そのときに、脚をまっすぐ伸ばし、つま先を手前に倒して足首を直角にすると、太もも裏のハムストリングスという筋肉が伸びて、ストレッチ効果を得られます。足首を直角にしたままキープするのがつらい場合は、つま先をまっすぐ伸ばす、手前に倒すという動作を繰り返すといいでしょう。

何も考えず、ただ脚を上げているだけでも脚のむくみはみるみる取れます。

現代人は座っている時間が長いため、太もも裏が圧迫されてハムストリングスが硬くなりやすいと言われます。硬くなると縮んでしまうため、歩くときにひざが曲がってしまったり、歩幅が狭くなりがちです。颯爽とした美しい歩き姿のためにも、ハムストリングスのストレッチは大切です。

太もも裏伸ばしは、腰痛予防や緩和にも効果的です。

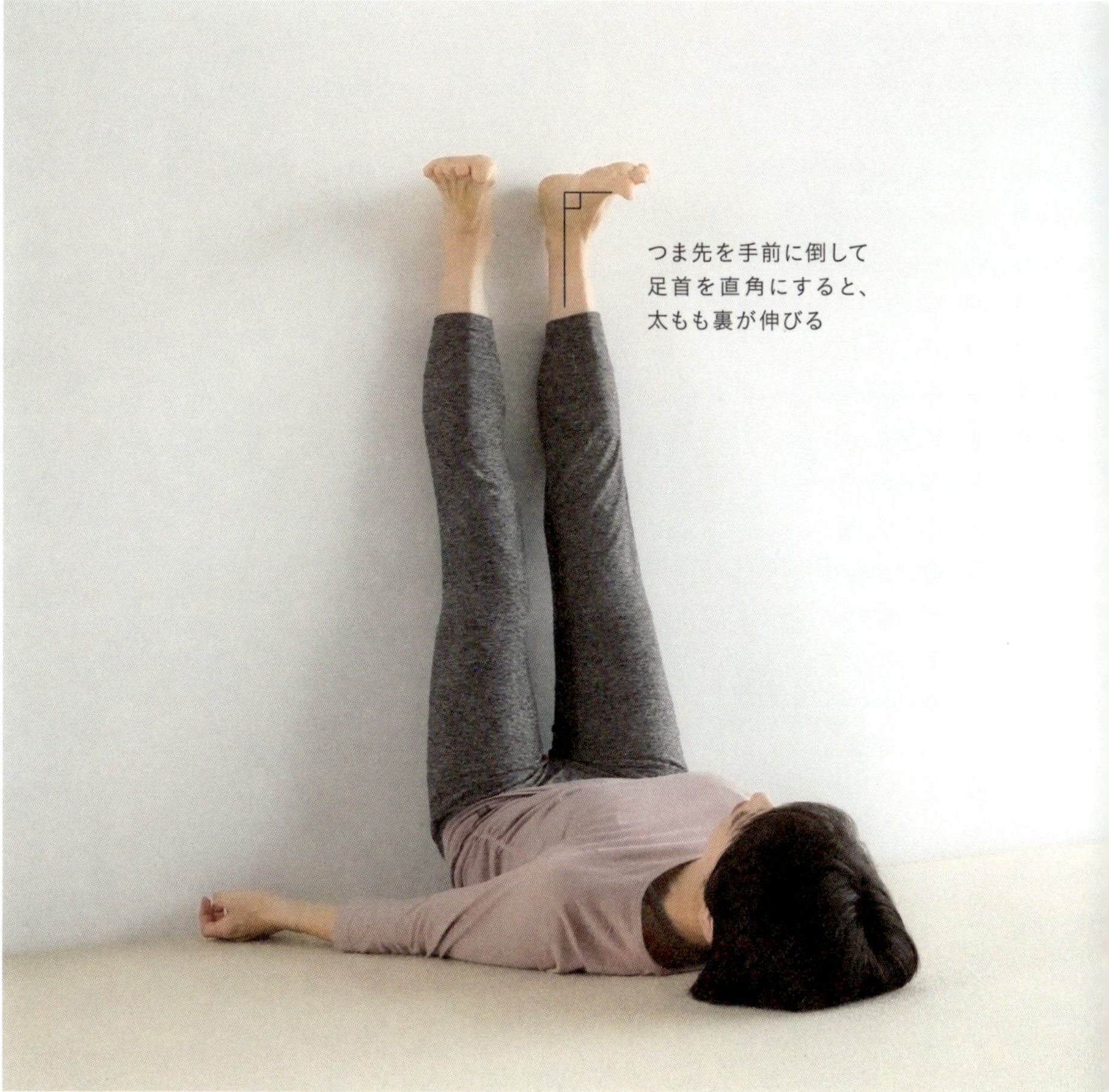
つま先を手前に倒して
足首を直角にすると、
太もも裏が伸びる

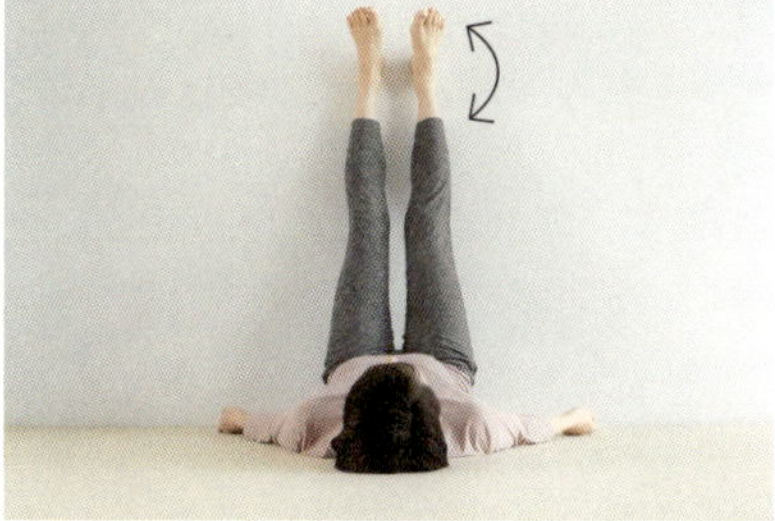

easy

足首を直角にするのがきつい場合は、つま先を伸ばす、倒すの動作を繰り返してもいい。

温冷入浴

私が長風呂派になったのは、高校生のころからです。当時は入浴しながら読書をするのが日課でした。今は本がスマホに代わり、毎晩20時頃が入浴タイムです。娘は主人に任せて、1時間は一人でゆったり入浴します。お湯の温度は平均的な40度～42度。半身浴ではなく、胸までつかります。湯舟につかる時間と体や頭を洗う時間も含めて1時間ほど。その間、湯舟から出たり入ったりを繰り返しています（81ページ）。

湯舟につかった後は、冷水シャワーを浴びます。この温冷入浴は、20歳ぐらいから続けています。きっかけは、友人の曾祖母にあたる方でした。100歳近くなのにとても肌がきれいで、秘訣を聞いたら教えてくれました。

実践してみると、肌の毛穴がきゅっと引き締まってキメが整うことを実感し、以来10年以上ずっと続けています。ニキビも肌荒れもなくなりました。お好みで入浴剤を入れるとリラックスできていいですが、入れなくても、サウナに入ったときのようにたっぷり汗をかけます。

私はお酒が飲めないので、一日の終わりの入浴タイムが疲れやストレスを解消する癒やしの時間になっています。体調を崩していつもの温冷入浴ができないと、体の中に老廃物が溜まっている感じがして、不快な気分になるほどです。

貴重な「自分時間」としても大切な習慣です。サウナやスパがもともと大好きで、行くと3時間はいるほどですが、子育て中の今は、なかなか時間をとれません。それでも自分の時間に満足して、ストレスなく子育てを楽しめているのは、毎日1時間入浴しているおかげかもしれません。

Mariko流入浴法

※温度は40～42度　胸までつかります。

1 | 湯舟に20～30分つかる

最初の入浴は長めに入るのが、汗をかきやすくするポイント。湯舟の蓋をテーブルに見立てれば、本を読んだり、スマホ操作も可能になる。スマホは防水ポーチに入れるなど、防水対策をすると余計な心配が減る。

2 | 洗顔・洗髪から冷水シャワー

顔→体→頭と洗った後、冷水シャワーを顔に浴びる。冷水で顔を軽くパタパタ叩く。

3 | 湯舟に10分つかる

1回目の長めの入浴で体の芯が温まっていることと、直前にあびる冷水シャワーの反動で汗はすぐに出やすい。

4 | 再び冷水シャワー

2度目の冷水シャワー。ここでも冷水で顔を軽くパタパタ叩く。

5 | 再び、湯舟に10分つかる

湯舟につかりながら、ひねり運動（82ページ）をする。

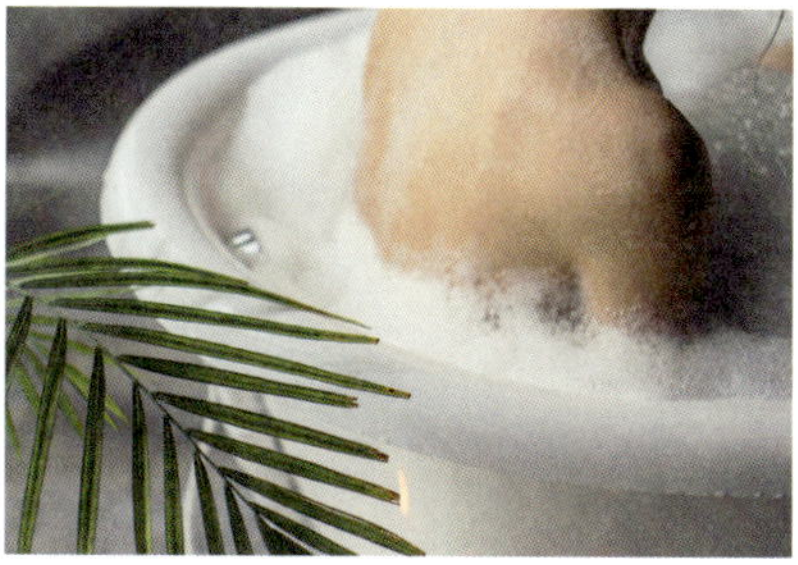

ひねり運動

81ページで紹介したとおり、私は入浴時間で3回湯舟につかります。その3回目で必ず行うのが、ウエストをひねる運動。

まず、浴槽のふちを両手で掴んでひじをつけます。両腕に力を入れて、湯舟の底からお尻を浮かし、ひざを左右に傾けながらウエストをひねります。ひざを閉じたままウエストをギュ〜ッとひねるのがポイント。これを20〜30回繰り返します。

途中でお尻を浮かせる状態がつらくなったら、つま先だけ湯舟の底につけて行ってもOKです。

入浴で温まった体は、柔軟性が増して可動域が広がり、より効率よく行えるのがメリットです。ウエストが引き締まるだけでなく、腕や内ももの引き締めにも効果的です。筋力に自信がない人でも、浮力が働くのでお尻を浮かせやすいです。

体を洗いながら脚のマッサージを行うのも習慣になっています。石鹸の泡がついた状態で、脚を下から上にもみ上げます。泡がついた状態だと滑りがいいので、湯舟の中よりもスムーズに行えます。

硬くなりがちなふくらはぎの筋肉を入念にマッサージすることで、柔らかく質のいい筋肉になります。むくみの解消や予防にとても効果的です。

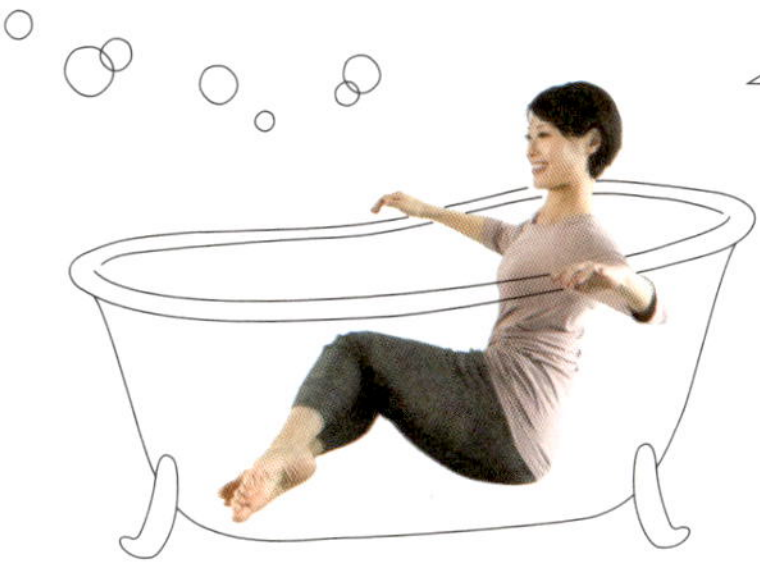

easy

途中でつらくなったら、
つま先だけ床につけ
てもOK。

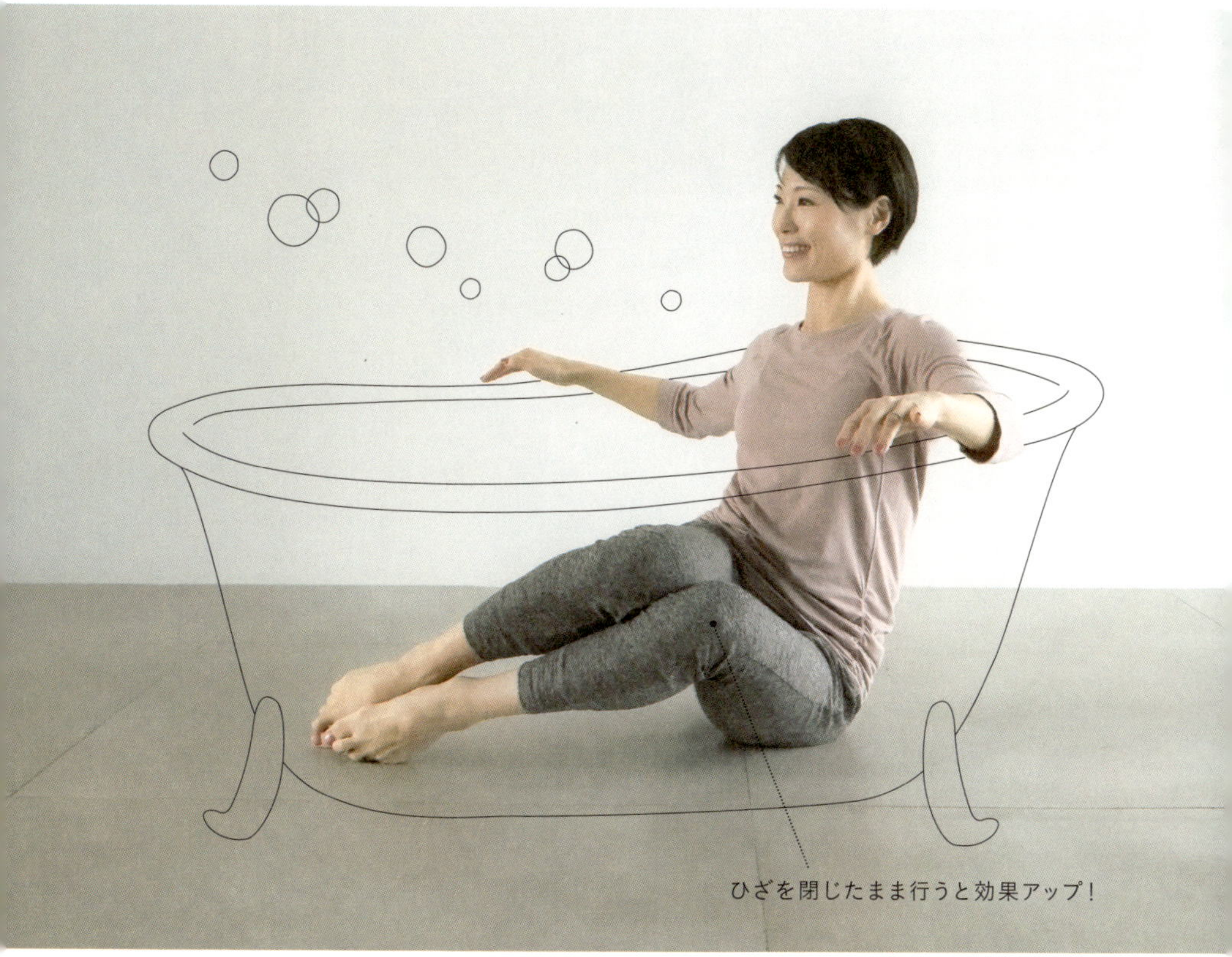

浴槽のふちを両手で掴み、湯舟の底から
お尻を浮かす。ひざを左右に傾けながら
ウエストをひねる運動を20〜30回繰り
返す。ひざを閉じたまま行うと効果的。

入浴後にオススメ

開脚ストレッチ

バレエを始めた9歳のころからずっと、お風呂上がりに開脚をするのが習慣になっています。筋肉が温まっている状態だと伸ばしやすく、毎日続けることで柔軟性が高まっていくのを実感します。

初めての方や体が硬い方は、無理のない範囲で開いて、上半身も心地よいと感じる範囲で前屈しましょう。なかなか思うように開けない方は、仰向けになって、壁にお尻と脚をつけた状態で開脚するのがオススメです。脚の重さを使うと、床に座って行うよりも無理なく効果的に開脚できます。

開脚には嬉しい効果がたくさんあります。まず、脚の付け根のリンパ節を刺激できるのでリンパの流れがよくなり、老廃物の排出を促せます。同時に脚のむくみや冷えも解消します。

腰や骨盤周りの筋肉のストレッチにもなるので、腰痛やゆがみの解消につながります。同時に、骨盤内の血行もよくなるため、月経不順など婦人科系のトラブルが解消しやすいとも言われます。

続けるうちに股関節の可動域が広がって、歩くときの歩幅が広がり、脚の運びがスムーズになります。加齢による転倒対策につながるでしょう。ただし焦りは禁物。少しずつ開くようになる自分を楽しみながら行ってください。お風呂上がりに限らず、スマホを見ながら、娘と遊びながらなど、「ながら開脚」が私の日課です。

easy

床に座った状態だとなかなか思うように開けない……そんな場合は、仰向けになって壁にお尻と足をつけて開脚をするのがオススメ。

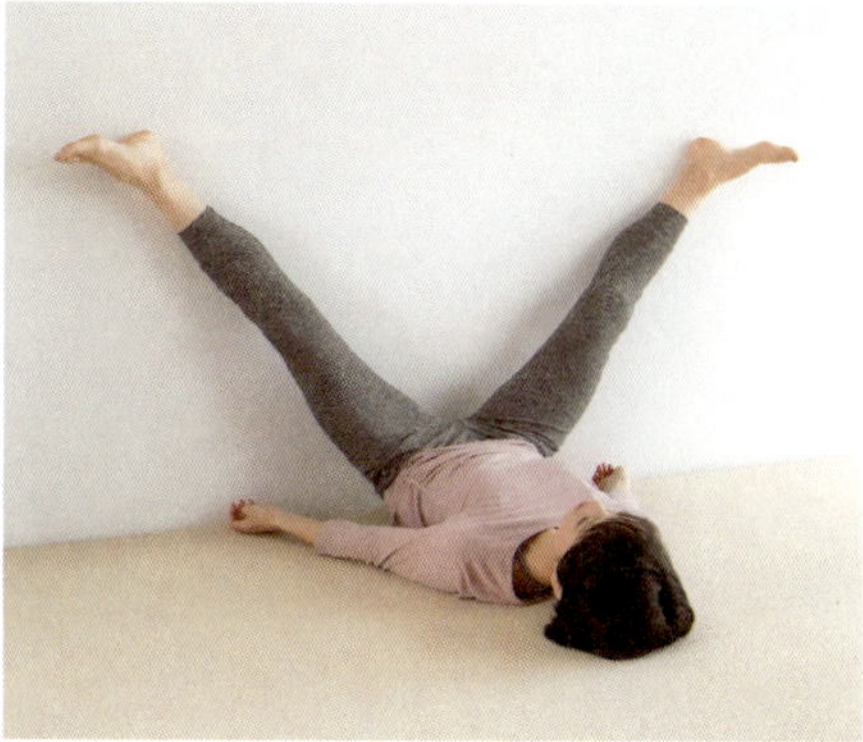

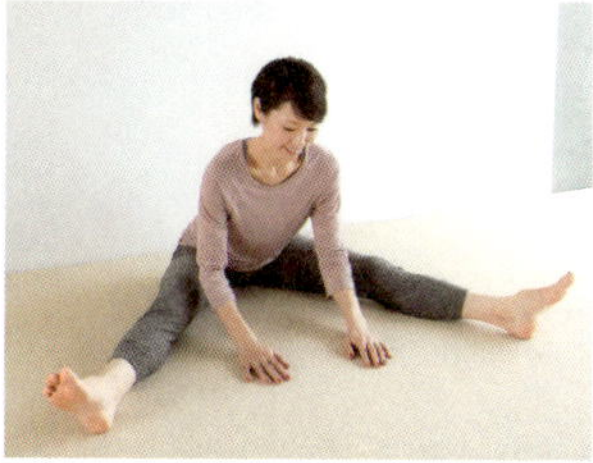

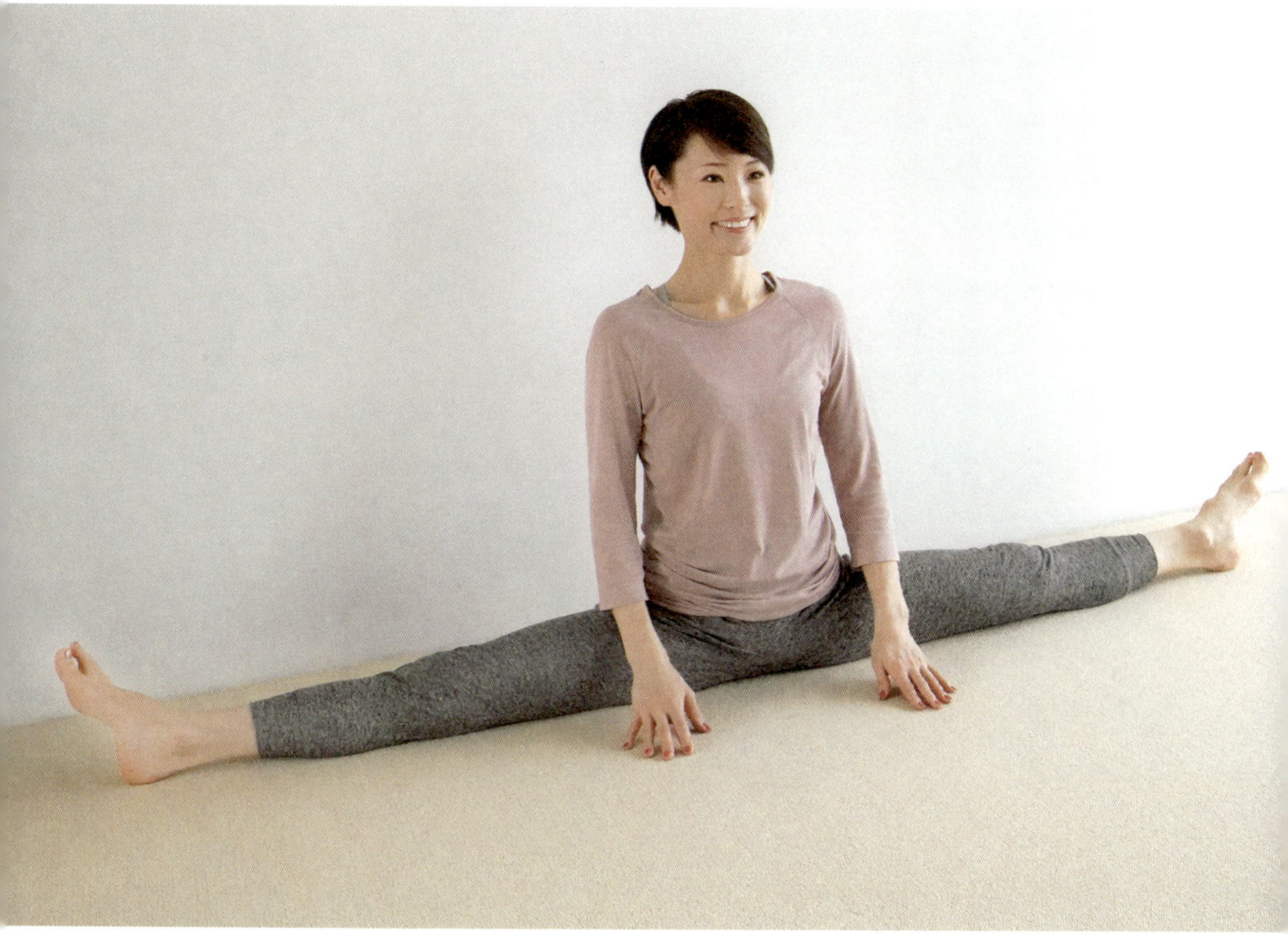

今日の疲れを完全リセット！

◀動画は
ここから！

88～101ページの「夜のヨガ【特別編】」
の動画　#252／25分

夜ヨガの習慣

日中ばりばり動いて緊張している心と体。

帰宅後も、夕食をとり、あと片付けをしてからお風呂に入って……と、なんだかんだと夜寝るまでも忙しいものです。緊張からうまく切り替えられない状態でベッドに入っても、効率よく休むことができません。

夜中に何度も起きてしまう。なかなか寝付けない。寝ても疲れが取れない。良質な睡眠がとれないと、疲れを翌日まで引きずってしまうことになります。

ヨガのゆったりとした深い呼吸は、リラックスをもたらす副交感神経を優位にします。精神を安定させ幸福感を感じさせる「セロトニン」の分泌を促し、穏やかな気分をもたらしてくれます。

ここからは、日中に緊張しやすい筋肉や体のこりを柔らかくほぐし、自律神経の調子を整える7つのポーズを紹介します。

お風呂上がりや夜寝る前に行えば、安眠効果抜群。すっきりとした朝の目覚めを迎えられます。今日の疲れは、その日のうちに完全リセット。

明るく前向きな明日の自分に会うために、一日の終わりに夜ヨガの習慣を取り入れてみてください。

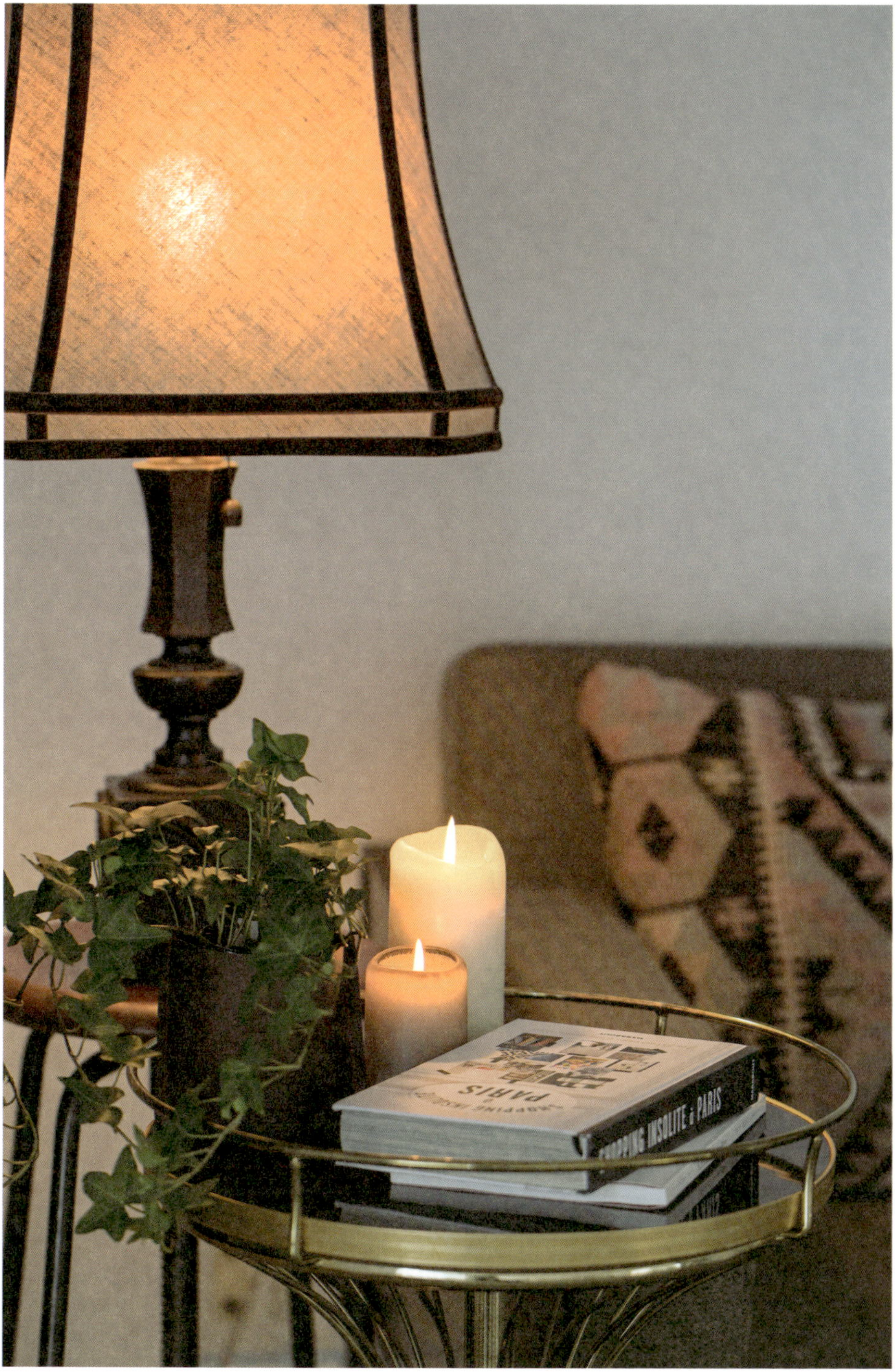
PARIS
INSOLITE à PARIS

心身の疲労回復

チャイルドポーズ

・リラックス効果
・腰痛緩和
・疲労回復
・ストレス解消

1　正座で座り、息を吐きながら上半身を前に倒し、おでこを床につけて両手を前に伸ばす。上体の力を抜き、ゆっくり3～5呼吸。

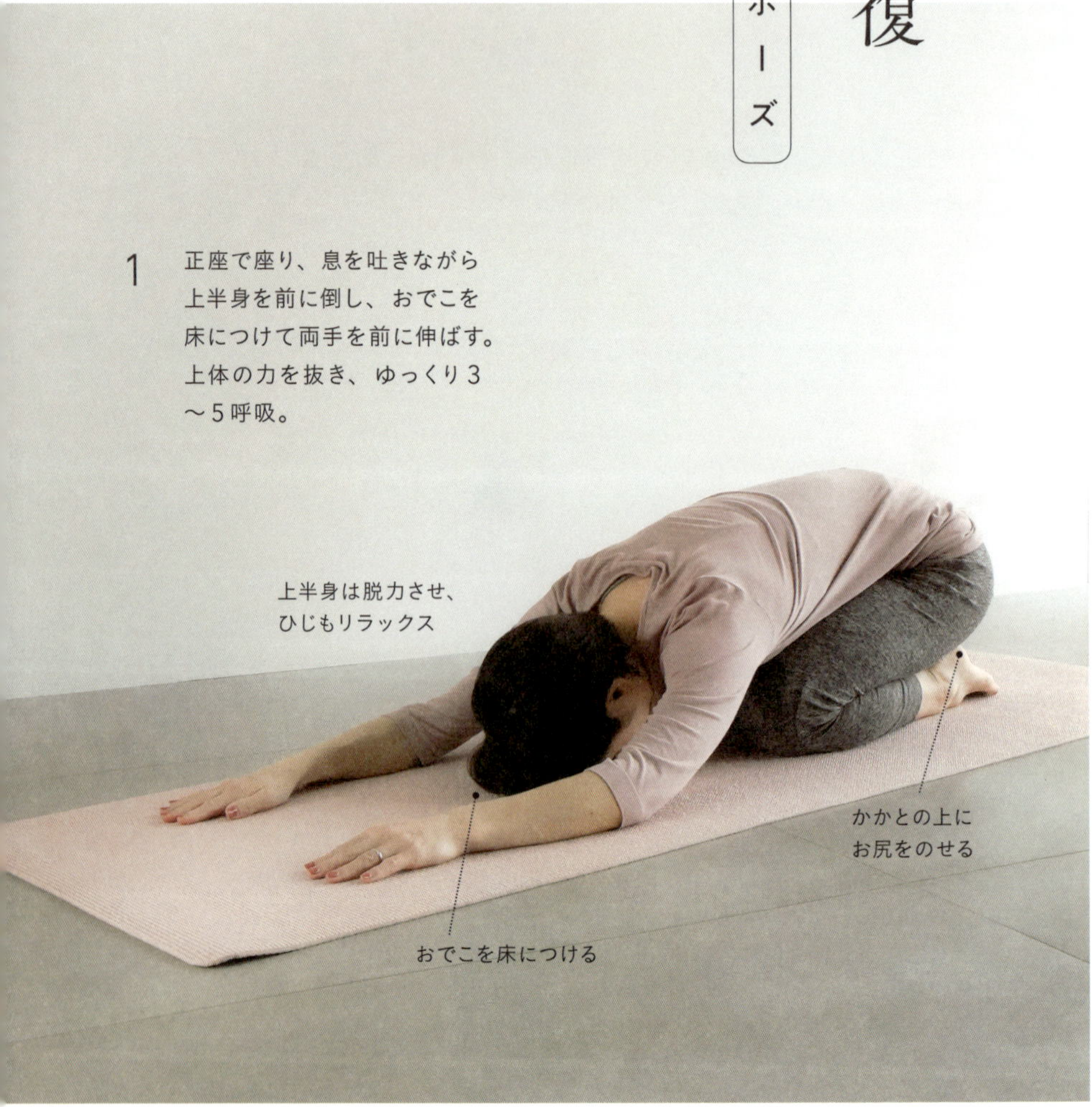
上半身は脱力させ、
ひじもリラックス
かかとの上に
お尻をのせる
おでこを床につける

ヨガの休憩ポーズの定番。ポイントは全身脱力して、ゆっくりと深い呼吸を繰り返すこと。体の緊張と一緒に心が鎮まり、深いリラックス効果が得られます。

easy 1

手を前に伸ばすと肩が窮屈に感じるようなら、両手を後ろに伸ばしてもいい。

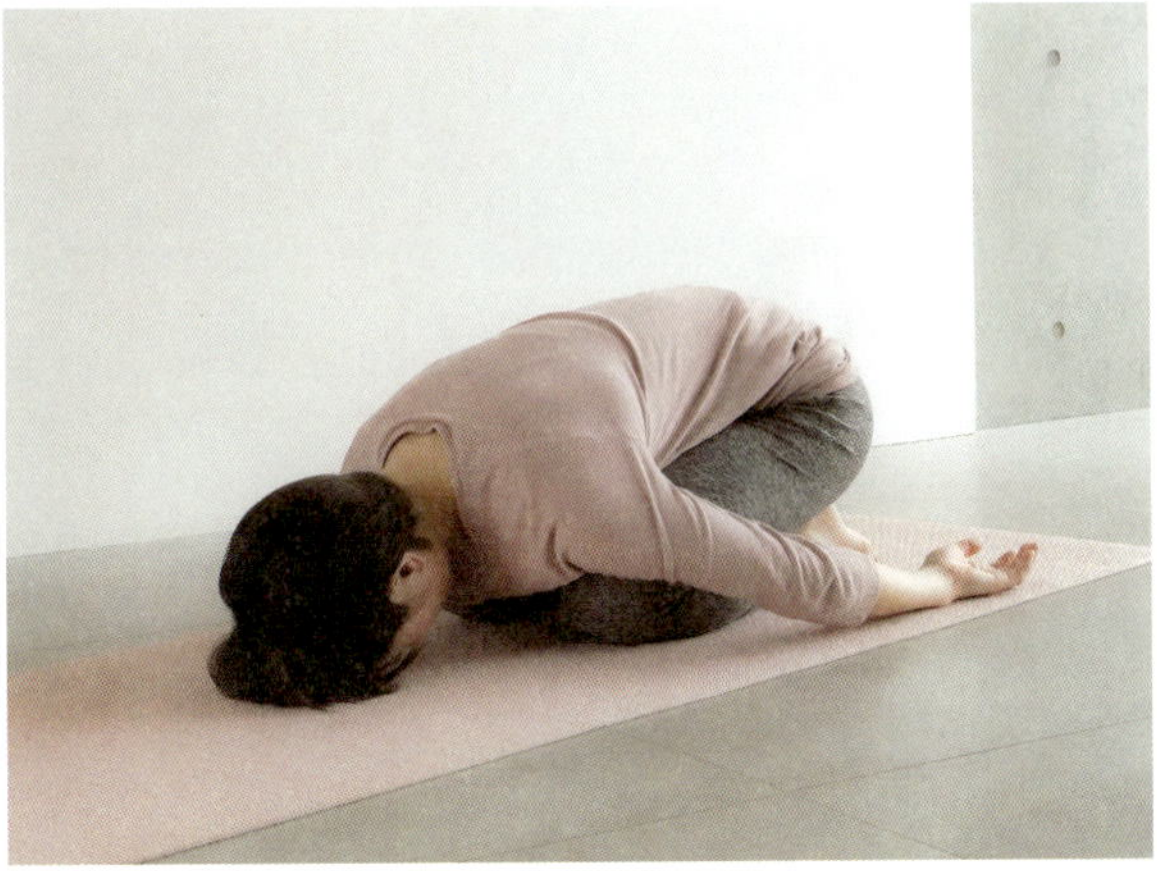

easy 2

おでこが床につかない人は、おでこの下に手を敷いてもOK。

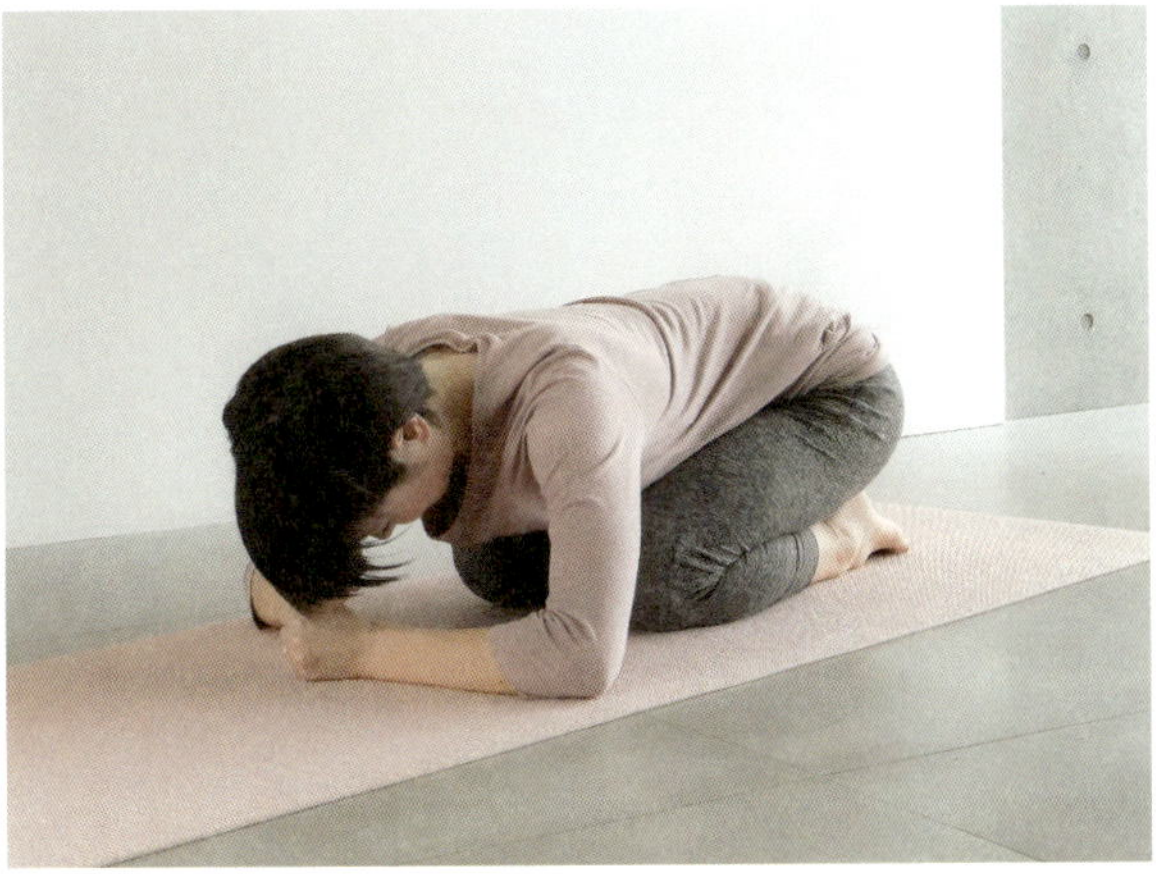

肩や首のこりをほぐす

針の糸通しのポーズ

・首こりや肩こりの解消
・内臓機能を高める
・背骨のゆがみを整える
・ウエストシェイプ

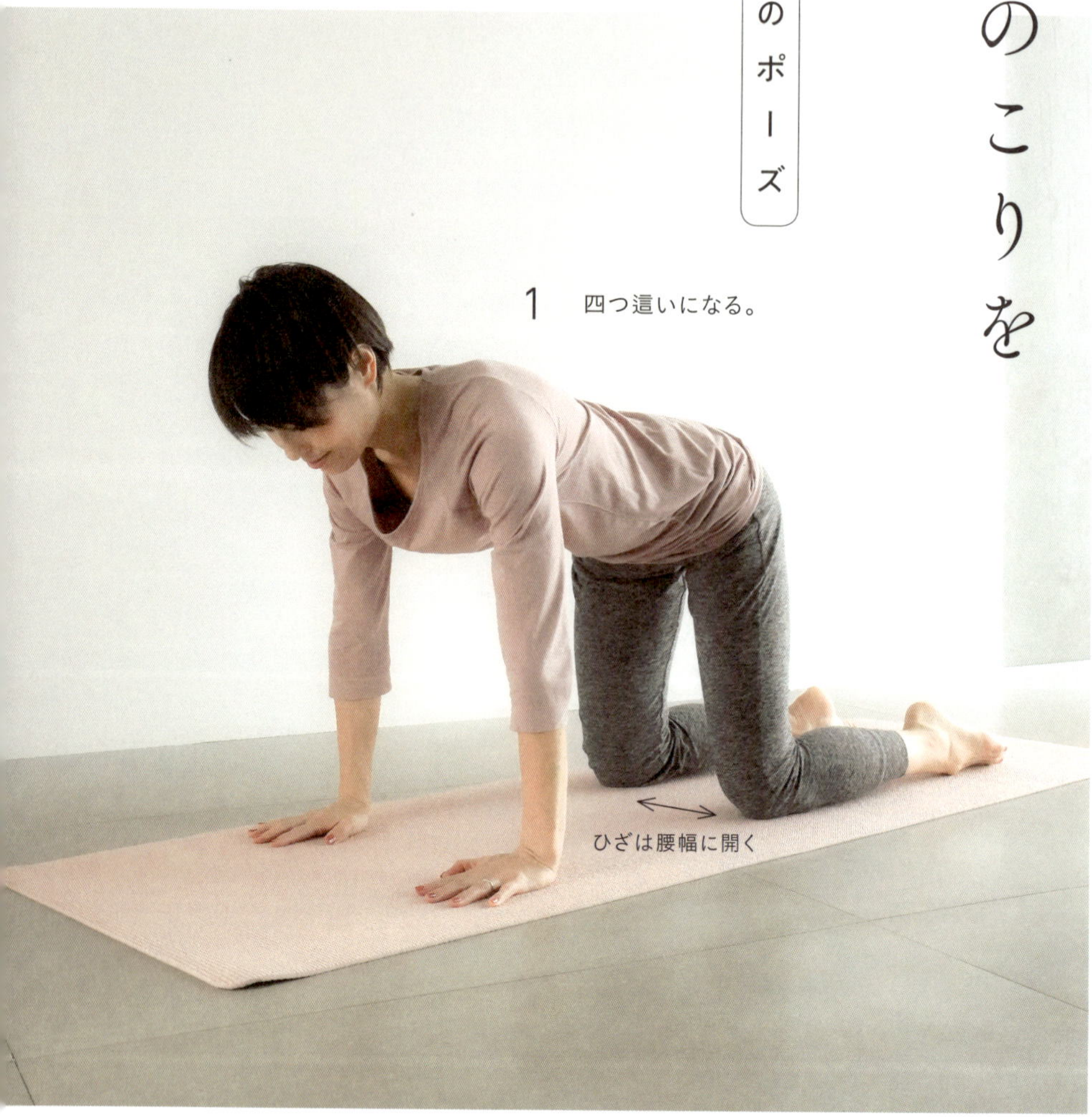

肩や首のこりをほぐしながら背骨のゆがみを調整し、姿勢改善効果が期待できます。上半身をねじりながら呼吸を深めることで、腸も刺激できるのでデトックスを促せます。ウエストの引き締めにも効果的。

challenge

慣れてきたら左手を頭上に伸ばして、お腹まわりのひねりをより深めよう。

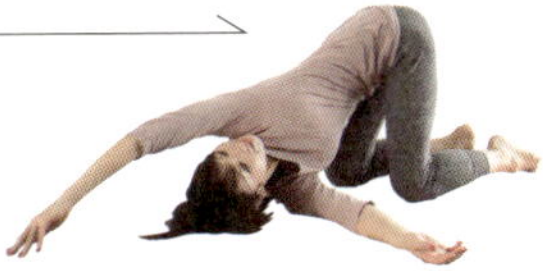

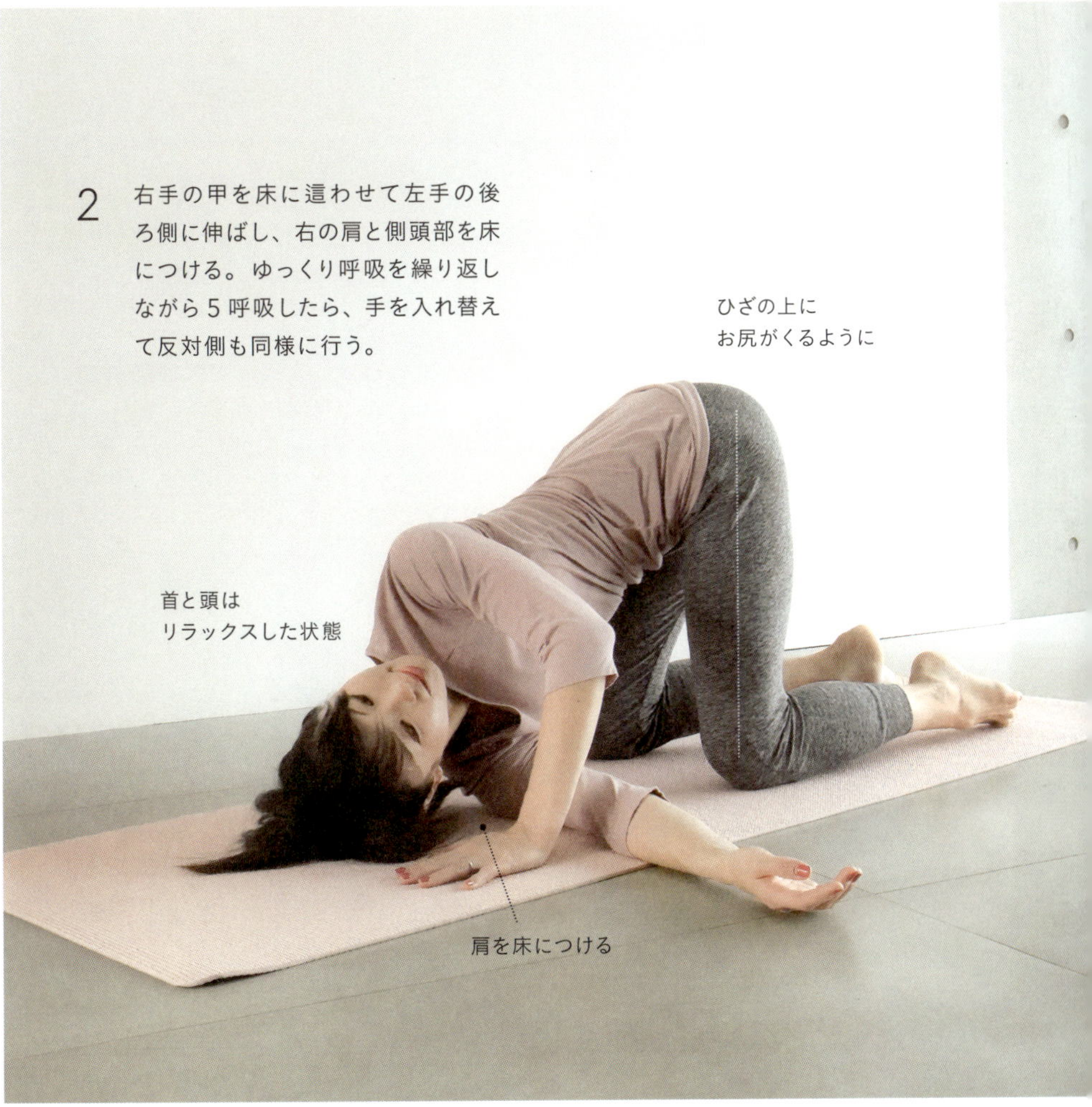
2 右手の甲を床に這わせて左手の後ろ側に伸ばし、右の肩と側頭部を床につける。ゆっくり呼吸を繰り返しながら5呼吸したら、手を入れ替えて反対側も同様に行う。
ひざの上に
お尻がくるように
首と頭は
リラックスした状態
肩を床につける

頭の中までスッキリ

うさぎのポーズ

・首こりや肩こりの解消
・眼精疲労の緩和
・リフレッシュ効果
・自律神経を整える

1　正座をして両手を前につき、ゆっくりとお尻を上げながら頭頂部を床につける。

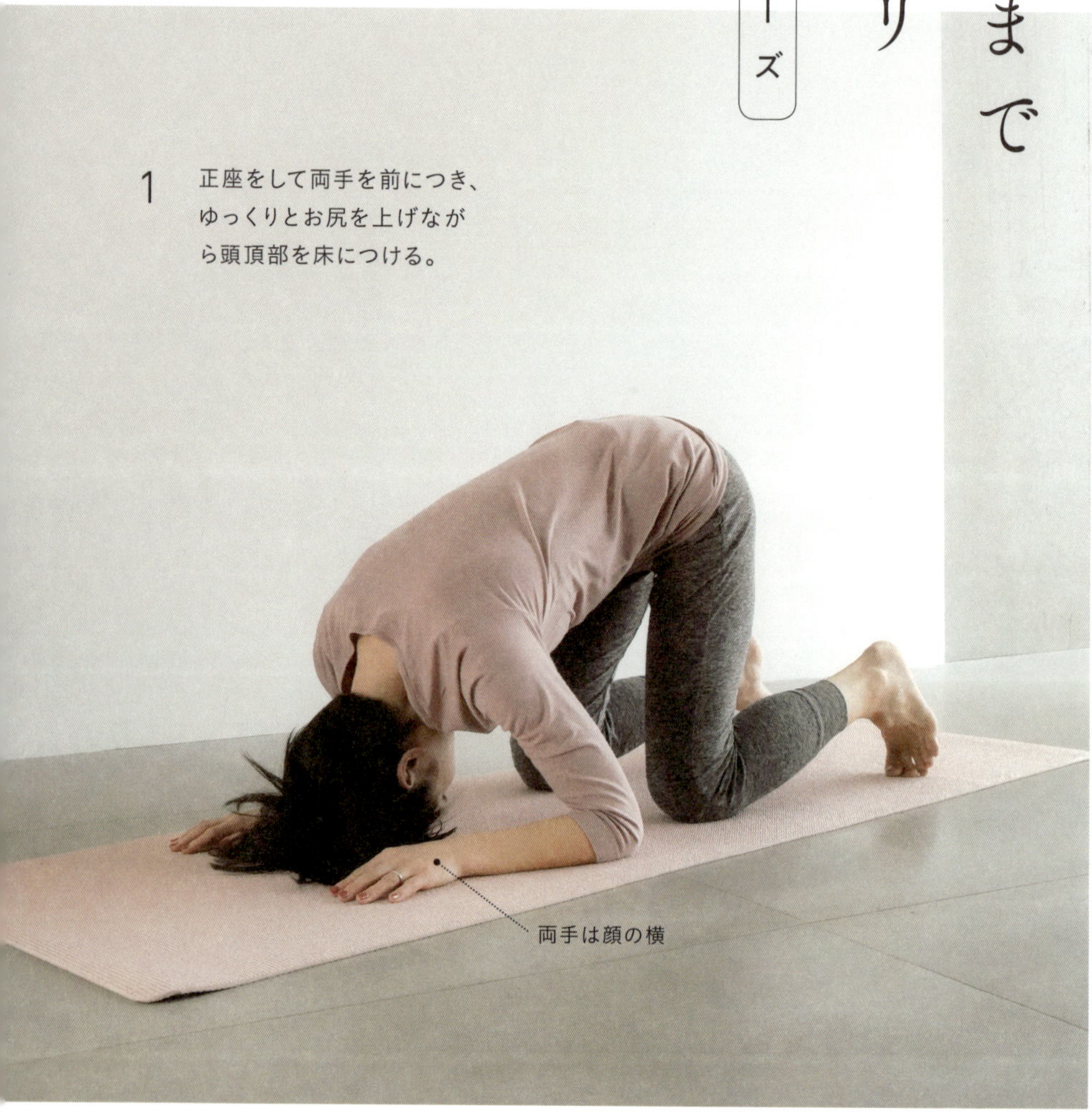

頭の中の血流を促すだけでなく、頭頂部にある「百会（ひゃくえ）」という万能のツボを刺激するため、高いリフレッシュ効果を得られます。首や肩のこりもほぐれてスッキリするので、寝つきもよくなります。

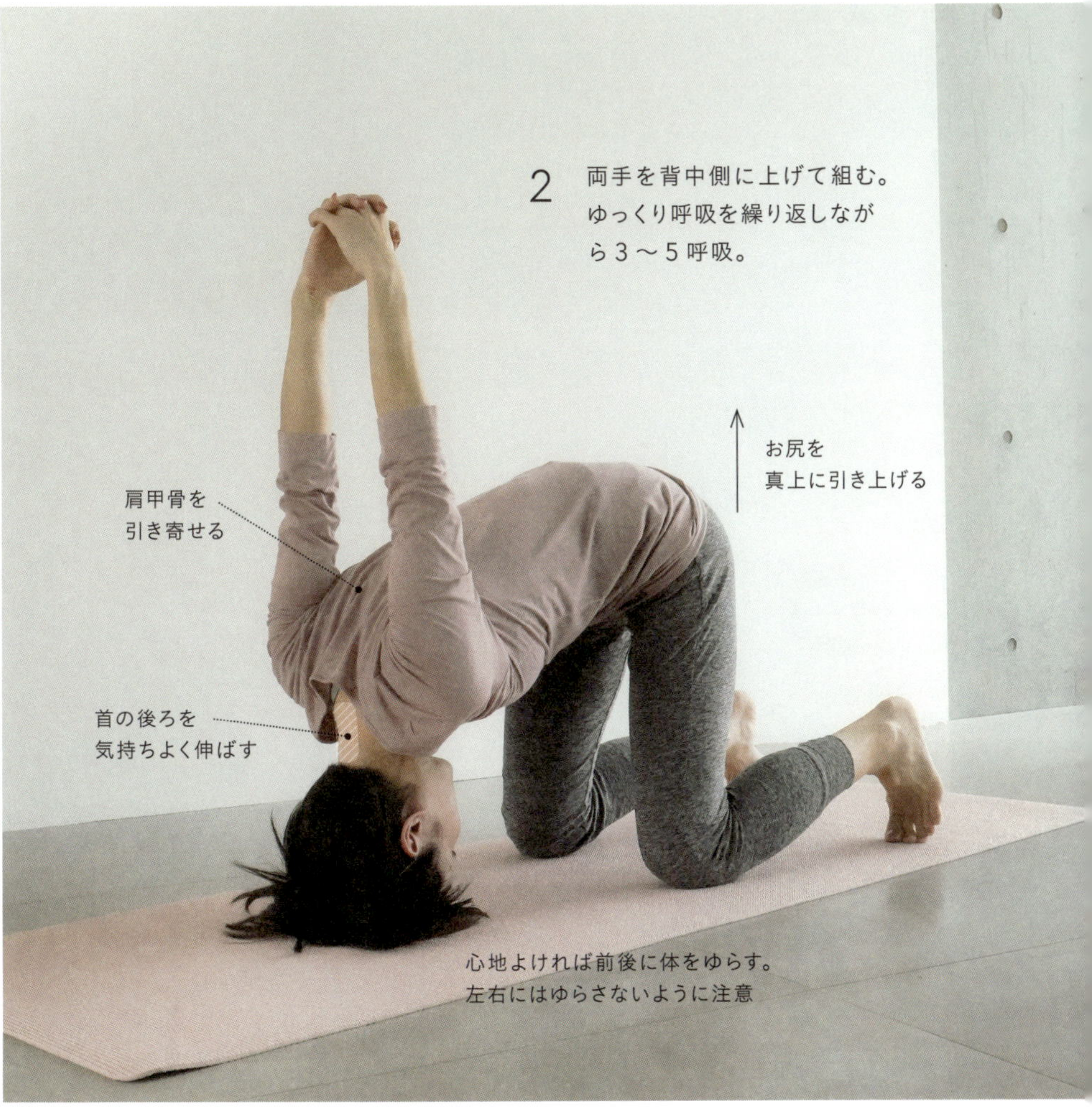
2
両手を背中側に上げて組む。
ゆっくり呼吸を繰り返しなが
ら3～5呼吸。
お尻を
真上に引き上げる
肩甲骨を
引き寄せる
首の後ろを
気持ちよく伸ばす
心地よければ前後に体をゆらす。
左右にはゆらさないように注意

※首を痛めているとき、生理中や貧血気味のときは控えましょう。

脚の疲れやむくみを取る

鳩のポーズ

- 骨盤のゆがみを整える
- むくみ解消
- 生理痛の緩和
- 腰痛の緩和

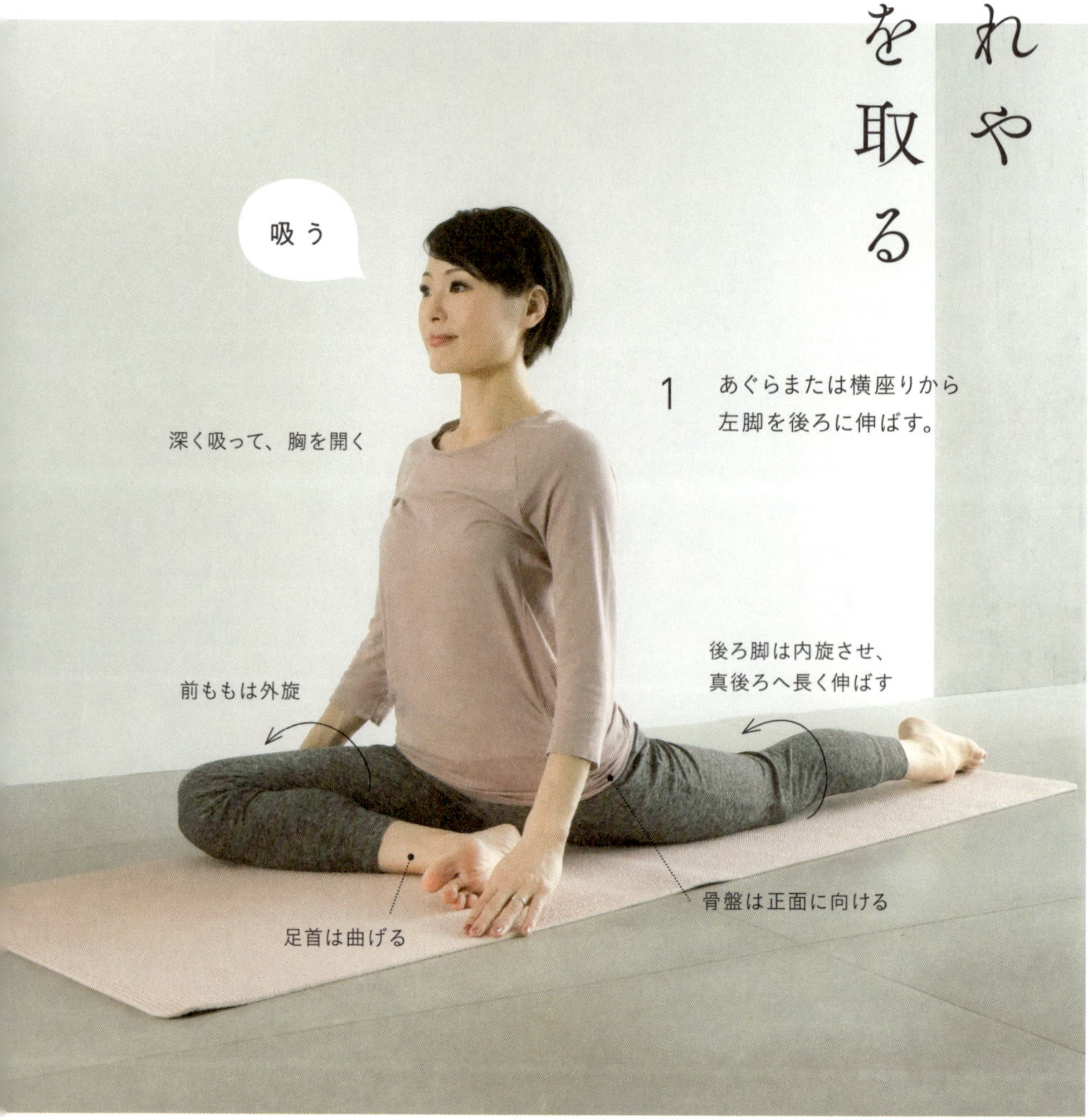
吸う
深く吸って、胸を開く
1 あぐらまたは横座りから左脚を後ろに伸ばす。
後ろ脚は内旋させ、真後ろへ長く伸ばす
前ももは外旋
骨盤は正面に向ける
足首は曲げる

下半身の血流とリンパの流れをよくして、脚の疲れやむくみを解消します。脚がだるいせいで寝つきが悪い人には、特にオススメ。チャレンジポーズには背骨や股関節の柔軟性を高める効果もあるので、慣れてきたらトライしてみてください。

easy

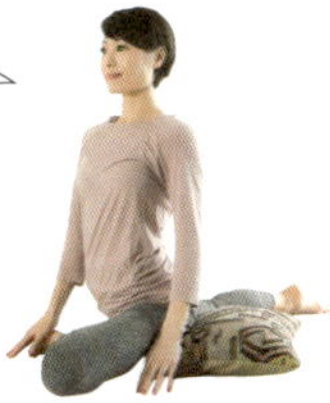

お尻が浮いて体勢が安定しない場合は、浮く場所にクッションを敷こう。

challenge

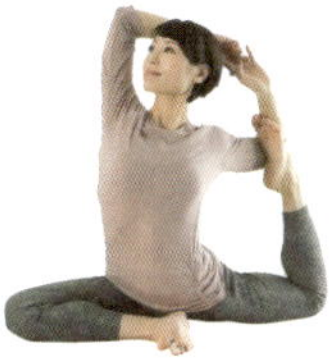

慣れたら、左膝を曲げ左手でつま先をつかむ。左足先を左ひじ内側につけ、右手を頭上から後ろにまわし手をつなぐ。

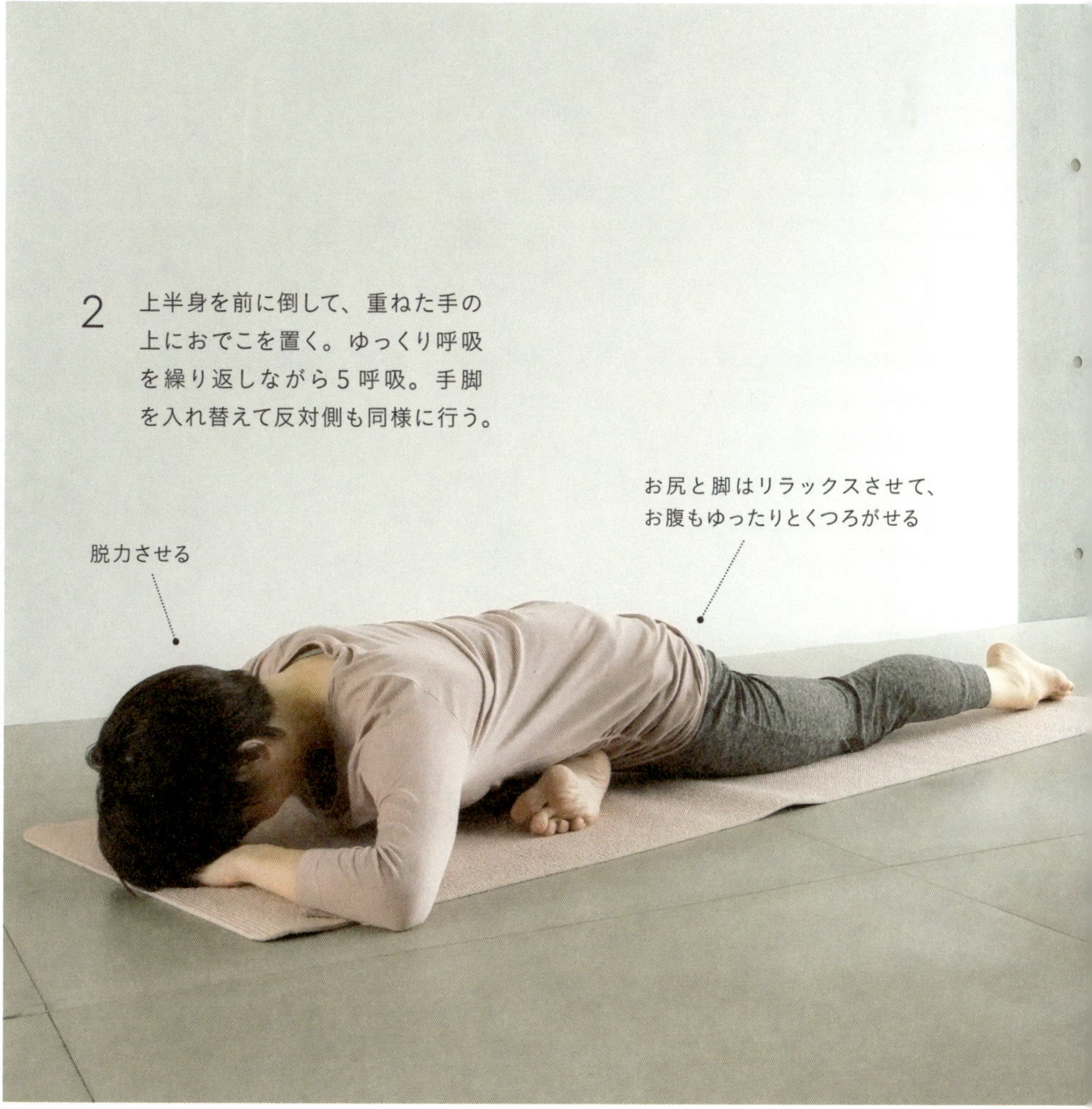
脱力させる
お尻と脚はリラックスさせて、お腹もゆったりとくつろがせる

2 上半身を前に倒して、重ねた手の上におでこを置く。ゆっくり呼吸を繰り返しながら5呼吸。手脚を入れ替えて反対側も同様に行う。

骨盤のゆがみを整える

合せき前屈のポーズ

・骨盤のゆがみを整える
・デトックス効果
・リラックス効果
・腰痛の緩和

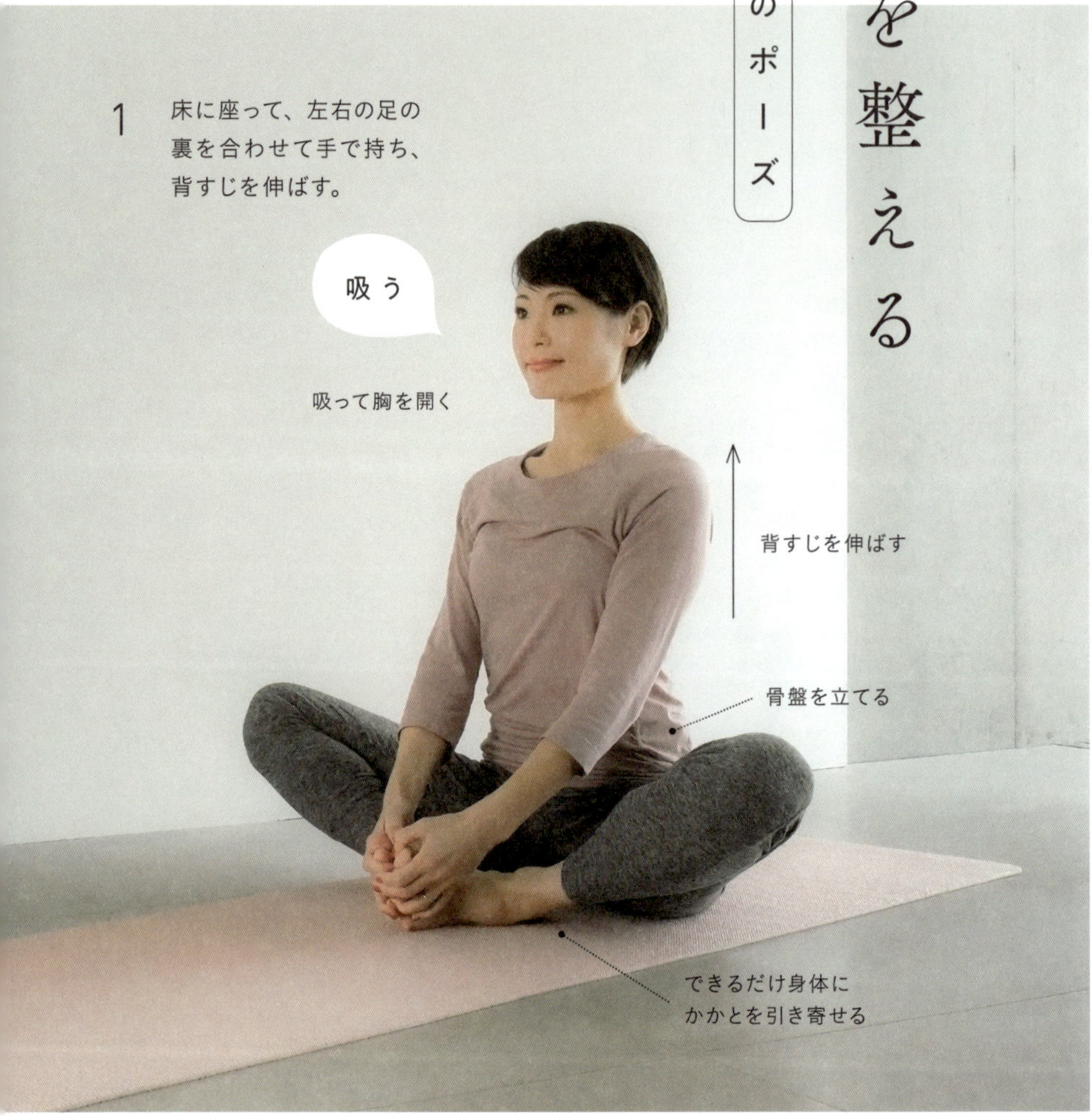
1 床に座って、左右の足の裏を合わせて手で持ち、背すじを伸ばす。
吸う
吸って胸を開く
背すじを伸ばす
骨盤を立てる
できるだけ身体にかかとを引き寄せる

骨盤の安定に欠かせない股関節周りをほぐして、柔軟性を高めます。生活習慣によって生じる骨盤のゆがみを整えるのに効果的。チャイルドポーズのように、気持ちが落ち着く効果も得られます。

2 息を吐きながら、股関節から体を二つ折りにするようにして上半身を前に倒す。脱力した状態で、ゆっくり呼吸を繰り返しながら5〜8呼吸。

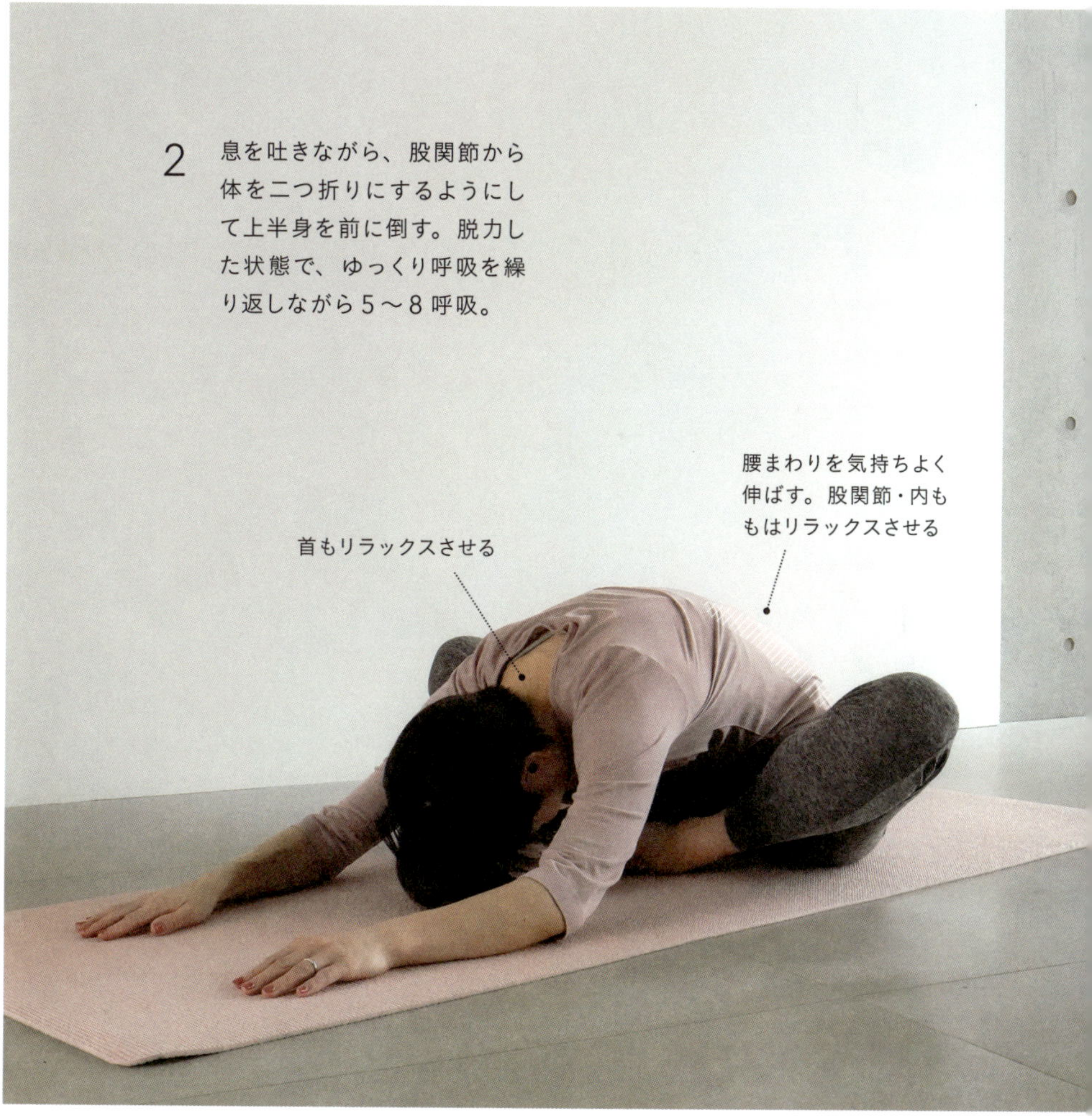
首もリラックスさせる
腰まわりを気持ちよく伸ばす。股関節・内ももはリラックスさせる

腰をストレッチする

ワニのポーズ

・腰痛緩和
・内臓機能を高める
・自律神経を整える
・リラックス効果

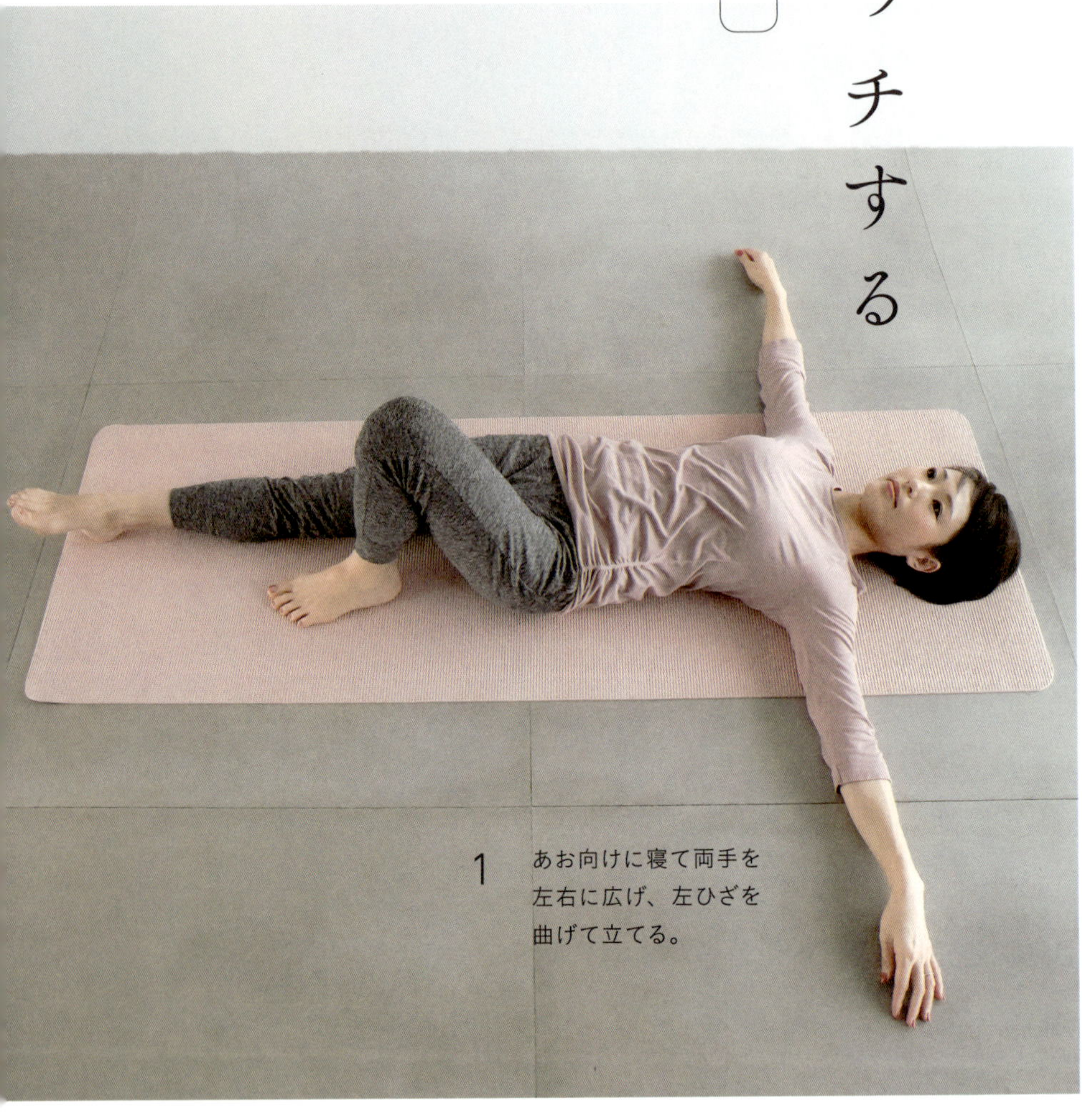

1 あお向けに寝て両手を左右に広げ、左ひざを曲げて立てる。

上半身と下半身をひねって腰をストレッチすることで腰痛を和らげると同時に、内臓が刺激されて消化機能が高まります。背骨や首、肩も伸びるため、猫背などの姿勢の改善にも効果的です。

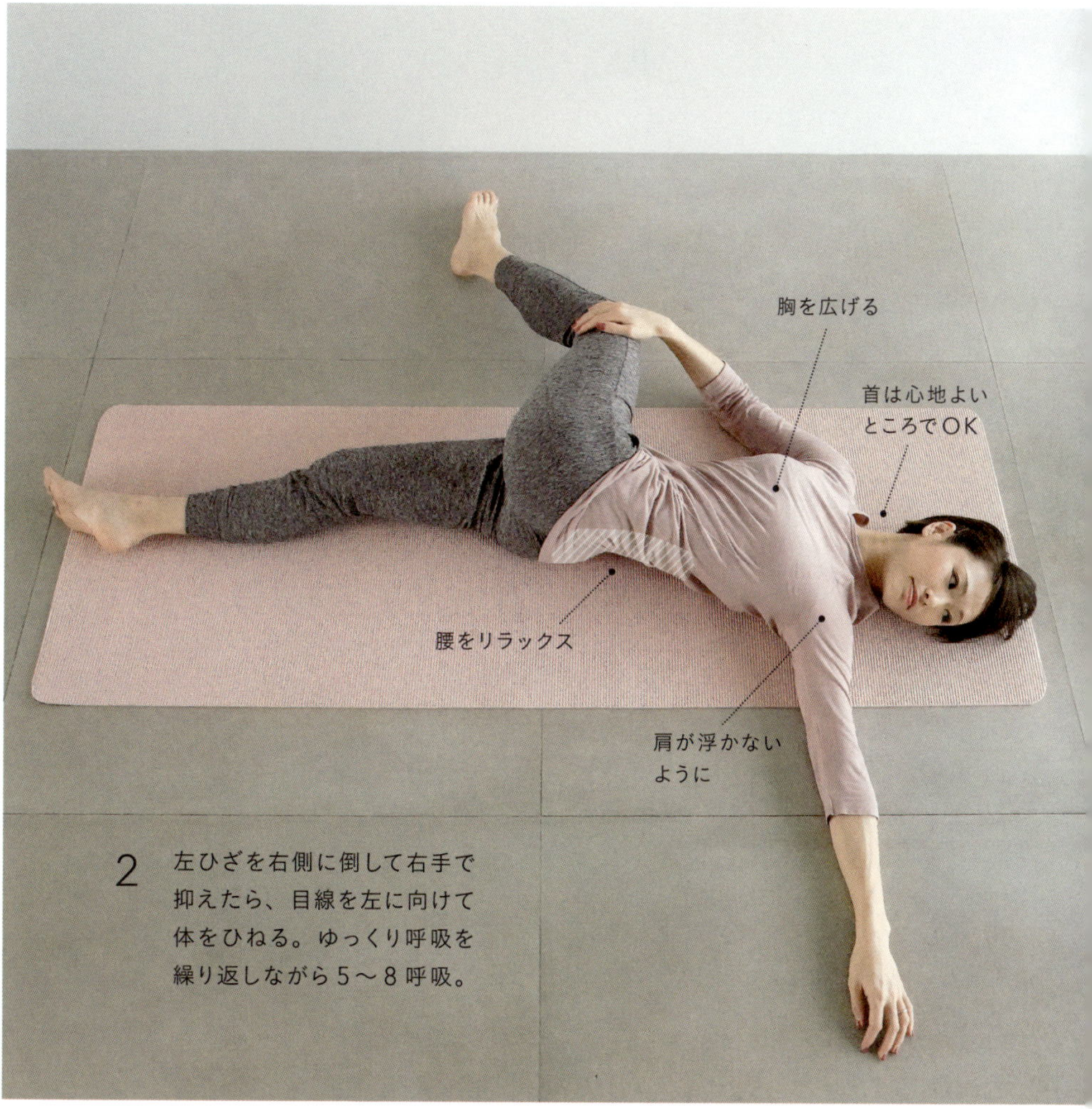
胸を広げる
首は心地よい
ところでOK
腰をリラックス
肩が浮かない
ように

2　左ひざを右側に倒して右手で抑えたら、目線を左に向けて体をひねる。ゆっくり呼吸を繰り返しながら5～8呼吸。

自律神経を整える

鋤（すき）のポーズ

・自律神経を整える
・肩こり解消
・内臓機能を高める
・むくみの解消

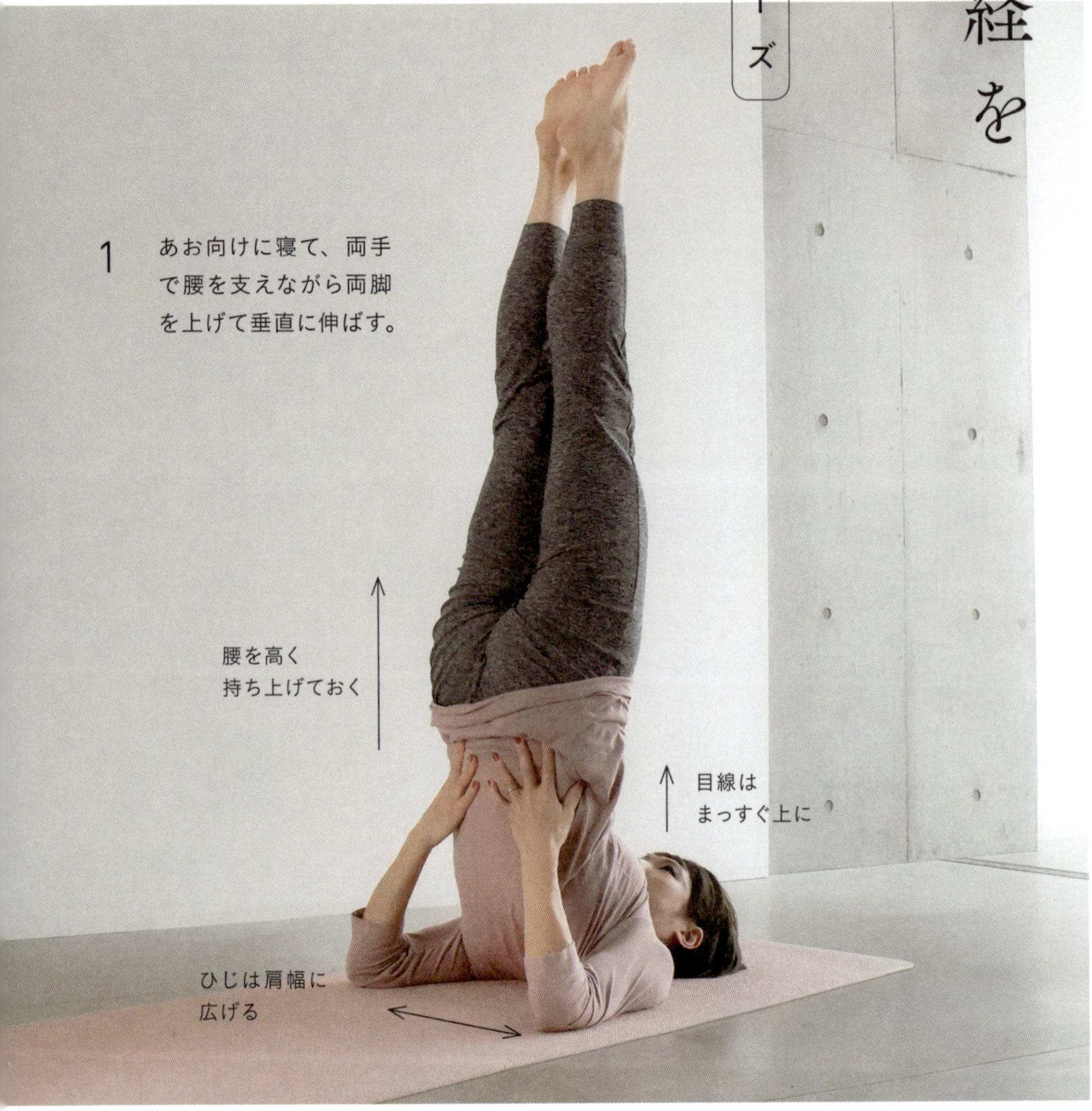
1 あお向けに寝て、両手で腰を支えながら両脚を上げて垂直に伸ばす。
腰を高く持ち上げておく
目線はまっすぐ上に
ひじは肩幅に広げる

背骨には自律神経が通っています。背骨をストレッチすることで、自律神経の乱れが整いやすくなります。また、喉元の甲状腺を刺激してホルモン分泌を促すため「若返りのポーズ」と呼ばれることも。ゆっくり深い呼吸を心がけましょう。

easy

腰が痛い、もしくはつま先が床につかない場合は無理をせず、つま先を浮かせた状態でキープしよう。

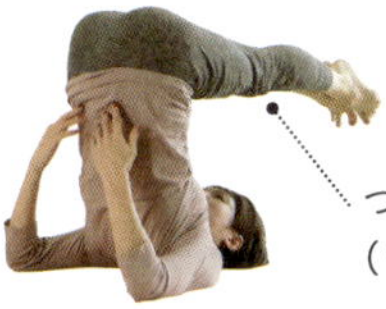
つらければひざを曲げてもOK
（背中はまっすぐ保つ）

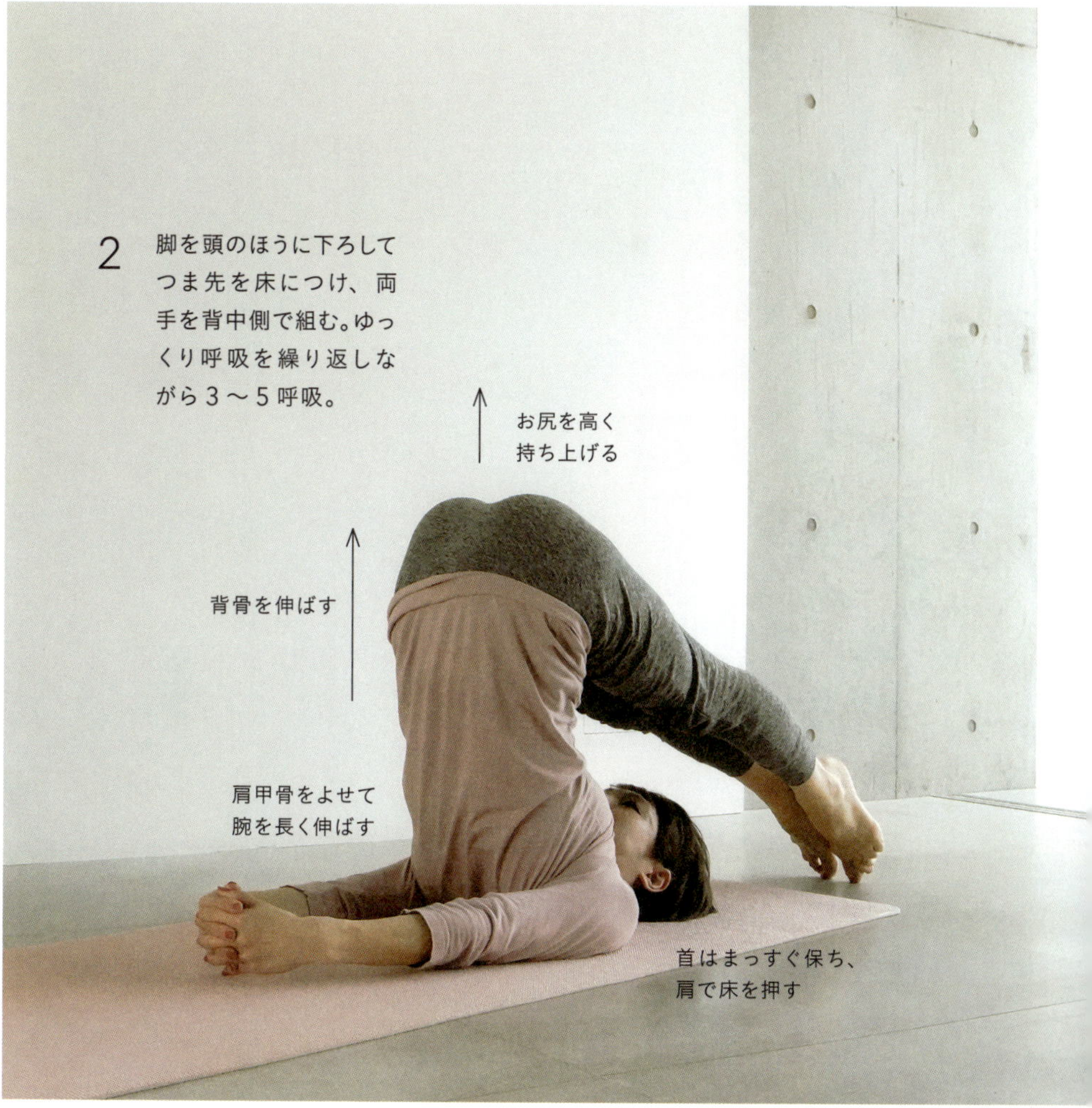
2 脚を頭のほうに下ろしてつま先を床につけ、両手を背中側で組む。ゆっくり呼吸を繰り返しながら3〜5呼吸。
お尻を高く持ち上げる
背骨を伸ばす
肩甲骨をよせて腕を長く伸ばす
首はまっすぐ保ち、肩で床を押す

※ 生理中や高血圧症の方は控えましょう。

しなやかな心と体

「子どもの頃はもっと体が柔らかかったのに……」と感じることはありませんか。大人になるにつれて、運動不足や体の使い方の癖、こり、痛みなどが原因で、筋肉の柔軟性が落ちたり、関節の可動域が狭まったりして、体が硬くなってしまいます。

精神的な緊張は、そのまま体の緊張につながります。アスリートがリラックスしていないと、いいパフォーマンスができないと言われるのと同じで、ストレスや緊張は筋肉を萎縮させて、本来の力を奪ってしまうのです。

「心技一体」「心身一如」の四字熟語のとおり、2つは互いに影響し合うのです。

実際に、視聴者やワークショップの参加者の方から「B-lifeのヨガを続けて柔軟性もついてきたら、仕事のプレゼンや営業などで緊張することが減りました」という声をいただくことがあります。

体の柔らかさが心の余裕につながって、緊張がやわらいだのでしょう。緊張のない柔軟な心は、様々な変化を受け入れやすくなり、ストレスを軽く受け流すことができます。

呼吸も深まって気持ちが落ち着き、イライラすることも少なくなるでしょう。

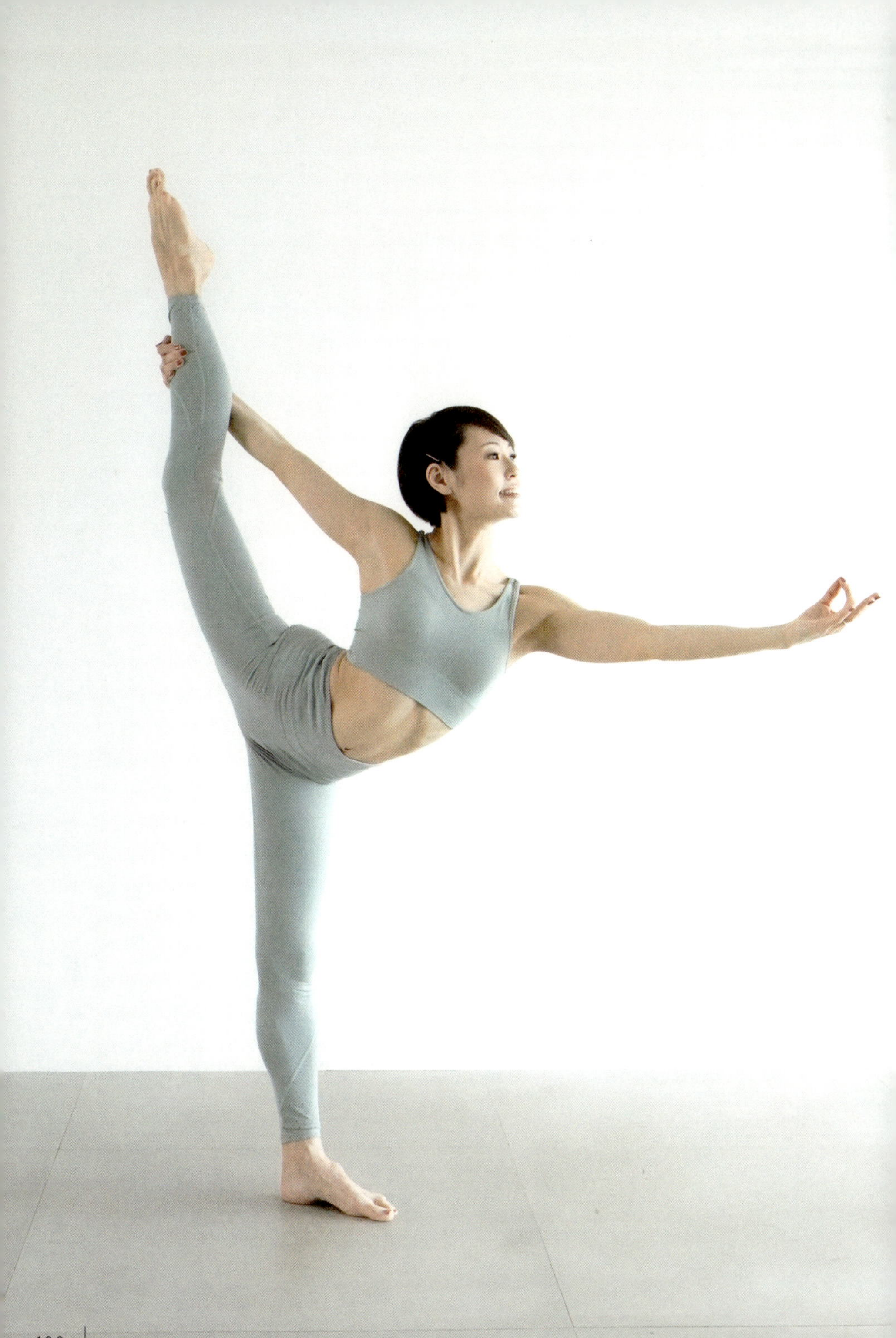

少なくとも毎日一つ

自分を褒める

寝る前の時間をどんなふうに過ごしていますか。できれば毎日「今日も一日いい日だったなぁ」と満足して締めくくりたいですよね。私は意図的にそう思うことを就寝前の習慣にしています。意識のどこかにいいイメージが埋め込まれるのか、翌朝から「さあ今日もいい一日にしよう！」と思って起きられます。

では、いい一日はどのようにつくるのでしょうか。私の場合、毎日一つ以上、自分を褒めることで実現します。「今日は10㎞走れた！」「レッスンの参加者に喜んでもらえた」「おいしい料理を作れた！」など、予定されていたことを少しでもいい形でできたら、自分への〝褒めポイント〟として加算します。

自己肯定の習慣の基礎は、バレエ団のころに作られました。当時は、バレエの技術はもちろん、見た目も常に人と比較されてダメ出しされて……自己否定に陥りやすい毎日でした。

一般的には痩せ型でも、バレリーナとしては太いほうだったので、先生や舞台監督から、「もっと痩せろ」「もっともっと」と言われ続けました。子どものころはバレエが大好きで仕方なかったのに、そんな状況が続いて、だんだんと踊る楽しさを忘れてしまい、バレエ自体を嫌いになりかけたときもありました。

幸いなことに、もともと楽観的な性格だったので、「ここまで頑張っているんだから、自分を褒めてあげよう」と思うことができました。自分で自分を褒めなければ、長くバレエを続けられなかったはずです。

ご飯を美味しく作れたり、いつもより念入りに掃除をしたら、それもプラス1ポイントです。予定をただこなしただけでも1ポイント。体調不良で予定通りにいかない日だってたくさんあります。予定をこなせる、ただそれだけのことですが、それは健康な証拠です。健康でいられることに自然と感謝の気持ちが芽生えます。

毎日一つ以上自分を褒めたいので、休日に、ダラダラと無為に過ごすことがなくなりました。

いつもよりも時間をかけて瞑想やヨガをする、気になっていたことを徹底的に調べるなど、何かしら休日のテーマを決めて、それをこなして良しとする感じです。もっとも、ダラダラしたいと思ったら、それを徹底的にダラダラするのを予定にして、1ポイント！

走り続けていたら息切れしますし、立ち止まるときもあるからこそ、前に進めるはずです。

夜ヨガのオススメ動画

ぐっすり質のいい睡眠につながる、リラックス系のヨガ動画をご紹介します。

寝たままベッドの上でできるものも！ QRコードからYouTubeの動画にとべます。
#の動画番号で検索することも可能です。

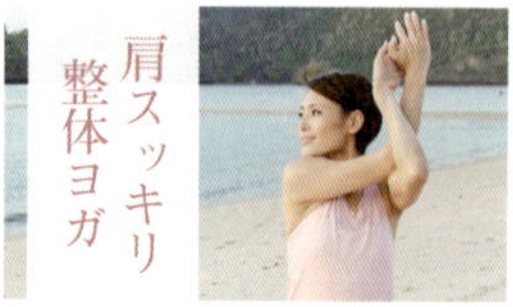

肩と背中をほぐすヨガ☆
不思議なほど肩こりが軽くなる！

#245／16分

寝たままできる
骨盤矯正ヨガ☆
初心者にもおすすめ

#82／9分

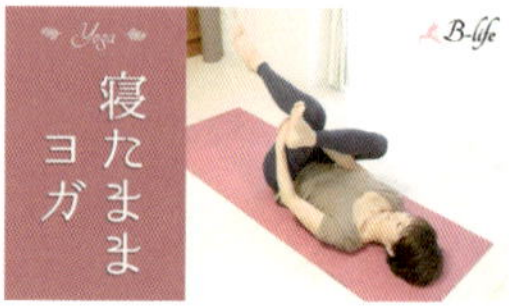

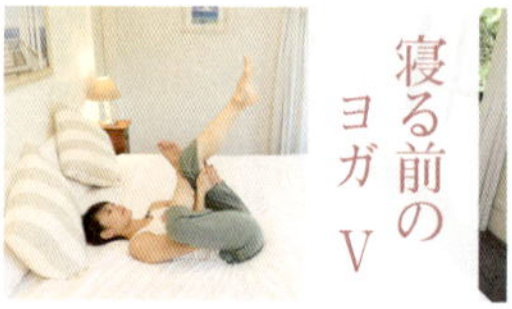

夜寝る前のヨガで
眠りの質を高めよう！
初心者の方にもおすすめ☆

#238／22分

自律神経を整えるヨガ☆
夜寝る前やリラックスしたい時に
オススメ！

#53／12分

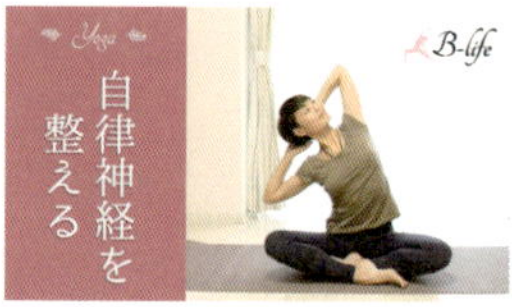

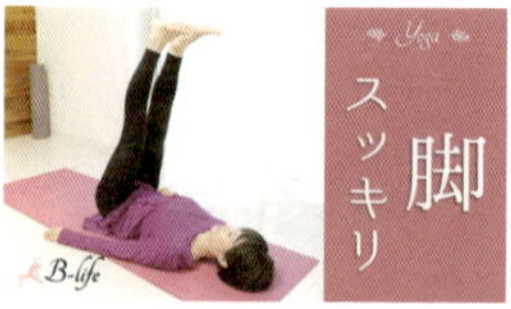

脚のむくみ解消リンパヨガ
下半身痩せにも効果的☆

#76／15分

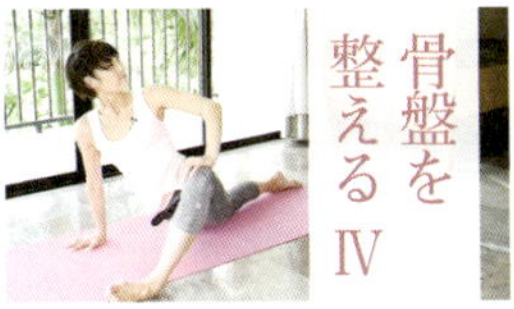

骨盤矯正ヨガ☆
歪みを正し、
美しい下半身作りに効果的！

＃191 ／ 19 分

寝たままできる陰ヨガ☆
自律神経の調子を整える！

＃188 ／ 21 分

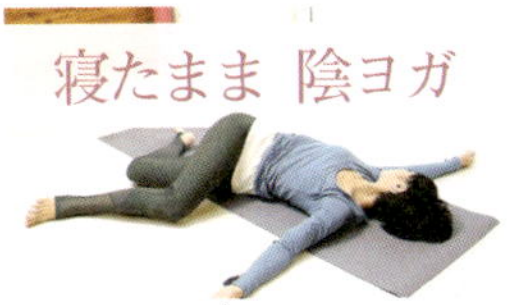

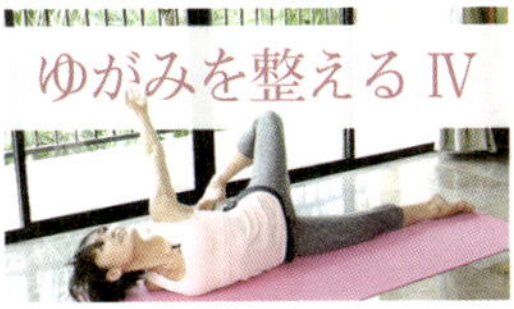

ゆがみを整える
リラックスヨガ☆
全身のこりをほぐそう！

＃184 ／ 16 分

寝る前のヨガで体内浄化☆
ベッドの上で心地よくストレッチ

＃119 ／ 17 分

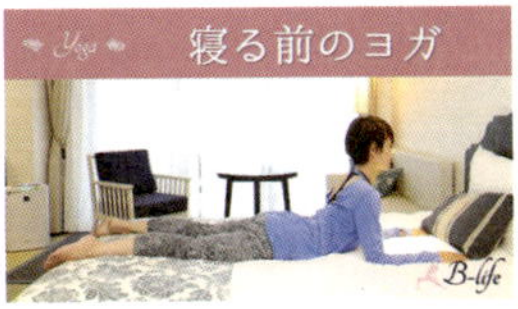

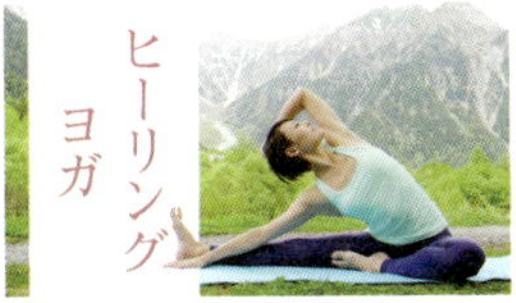

ヒーリングヨガ☆
自律神経を整えたい方、
初心者の方におすすめ！

＃194 ／ 20 分

心の習慣

体と心の健康は、どちらかが欠けては成立しません。
ここでは、安定した前向きな心でいるために、
私が日ごろから意識している7つの習慣をご紹介します。

1. 長期目標は立てない
2. 思考の代謝
3. 「こうでなければ」を手放す
4. 自分のマイナス面こそ受け入れる
5. 「やればできる」を育てる
6. 直感は裏切らない
7. フォーカスを変えて見る

① 長期目標は立てない

語弊を恐れずに言うと、私には夢や目標がありません。

きっと、「今日、今この瞬間をより充実させたい」という思いが強すぎるのでしょう。「数年先にはこうなっていたい」というイメージがうまく描けず、そのために今すべきことを逆算して実行することもできないのです。

先のことばかり考えていると、「未来のために今を生きてしまう」ことになる気がするというか……。それよりも**「今日一日をいかに充実させるか」**を考えたいのです。

先々の予定を決めすぎると「あれをしなくちゃ」「これが間に合ってない」などと色々と気になりだします。それだけでエネルギーを消耗して、今に発揮できるエネルギーが減ってしまいます。

頭の中に入れておくスケジュールは、いつも2週間先くらいまで。それ以上先のことは、予定変更になる可能性もあるので、ぼんやりとしか把握しません。

そのほうが、今すべきことに全力で取り組めるため、達成感も上がります。たとえ結果が思い通りにならなかったとしても、「今の自分でやれることはすべてやった！」と思えるので、くよくよ後悔することもありません。

毎日を充実させれば、幸せの感度が上がるのです。

② 思考の代謝

考え事をするとき、どんな環境に身を置くことが多いでしょうか。カフェに行く、音楽を聴く、など様々なスタイルがあるかと思います。私の場合、体を動かさずジッと考えるスタイルでは、全身に酸素が行き渡らなくなり、脳への酸素量も減っていく感じがします。そのせいで、さらに悶々と考え込み、煮詰まってしまうことも……。

そんなとき、私は物理的に考え事から離れて体を動かすことにしています。ジョギングやヨガで全身に酸素を巡らせることで、脳の働きがアップ。狭くなっていた視野がぱっと広がり、思わぬ角度から問題を検討できたり、ふといいアイディアが降ってくることも。**体の代謝をよくすることで思考も代謝され、物事を整理して考えることができる**のです。

仕事中なら、デスクの上を片付ける、山積みになった書類を整理するなど「これをすれば気分転換になって頭がスッキリする」と思えることがオススメ。無心になってできることが理想です。無の状態になっていったん思考が止まれば、考え事から離れやすくなるからです。自分なりのリセット法があれば、自己コントロールがきき、強みになります。

一日の終わりにする夜ヨガも、思考の代謝法として最適。呼吸を深め、気持ちよさを味わいながら無の状態になれるからです。

お風呂に入るときは、しっかり汗をかきながら、体内の老廃物と一緒に、心の老廃物もごっそり流れ出るイメージをしてみてください。より一層爽快感を感じられます。

③「こうでなければ」を手放す

ヨガは、自分にできる範囲で、呼吸がゆったりできる程度に行うことが大切です。指導者やほかの人を見て、「自分はひざが曲がってしまう」「手が届かなくて組めない」などと、比べるものではありません。

「こうでなければいけない」という思いに囚われすぎると、本来の目的である心地よさや筋肉強化などの効果が半減してしまいます。まずは「こうでなければ」を手放すことから始めてみましょう。きっと、自分の内面により集中して行えるはずです。

これは、マットの上から離れた日常生活にも通じる大切なスタンスです。何事も「こうでなければいけない」という考えでは、前例や既成概念に縛られて、やりたいことをやりにくくなってしまうからです。

「やりたいことがあるのになかなかできない」という方は、もしかしたら、自分の中にある理想が強すぎるのではないでしょうか。

思い当ることがあれば、一度手放してみてください。同時に、「やりたいことをやったら周りの人にどう思われるか」「うまくいかないかも」といったネガティブな想像も捨てましょう。

誰にどう思われようと、自分がやりたいことをやったほうが後悔しません。

勇気を出して、一歩踏み出せた自分を褒めてあげましょう。

④ 自分のマイナス面こそ受け入れる

ヨガでは、その日の自分の状態を感じ取って、**ありのままをただ受け入れます**。今日の状態はいい、今日はいまいち悪い……というジャッジは、決してしません。

この世に、完璧な人なんていませんよね。プラスの面もあれば、マイナスの面もあるものです。

誰でも、自分のマイナス面には目を向けたくはありません。でも、マイナス面も許して、**今ある自分をありのまま受け入れる**のが、ヨガの考え方です。

自分のすべてを受け入れることで、気持ちや行動の自由度が上がって視野が広がり、ほかの人のマイナス面も受け入れやすくなります。すると、人に対する優しさが増して、良好な人間関係を築くことができます。幸福度が上がることは言うまでもありません。

完璧主義で目標設定が高い方ほど、自分のマイナス面を受け入れにくいかもしれません。高い目標に向かって努力するのは意味あることですが、目標になかなか到達できないことをマイナスに捉えてしまうと、目標のために頑張っているプラスの自分を見過ごしてしまいます。

「こうでなければいけない」という思いに囚われがちになるので、ぜひ頑張っている自分自身を見落とすことなく、きちんと褒めてあげてください。

⑤「やればできる」を育てる

自分をありのまま受け入れられるようになる＝自己受容ができるようになると、自分の存在価値が上がって自己肯定感も高まります。その結果自信が増して、**自然と新しいことにチャレンジする気持ちが芽生えやすくなる**ものです。

反対に、自己否定が強い場合は「こんな私は何をしても失敗する」と卑屈になりがちです。しかし小さな成功体験でも「やればできる」ことを知って自信が持てると、「ダメ元でもいいからやってみよう」と前向きに挑みやすくなります。

B-lifeの視聴者にも「自分で不調を改善できたことが自信になって、ダイエットに挑戦できた！」という方がたくさんいます。

多くの方が最初は肩こりや腰痛などの不調を改善する目的でリラックス系のヨガを始めます。しばらく続けて不調が改善すると、もっと体を動かしたくなって、ダイエット系のヨガを始めることに。自発的に自然な流れで取り組むため、ダイエットにも成功するのです。この流れこそ、リバウンドしないダイエットの成功パターンです。

即効性を求めていきなりハードな運動をしがちですが、それこそが挫折の原因。ヨガに限らず有酸素系運動でも、軽めの運動から始めて徐々に負荷を上げいくのが、挫折しないコツです。

⑥ 直感は裏切らない

仕事では好きなことばかりを選ぶわけにはいきませんが、プライベートでは、気が進まない人や場所には近づかず、割り切って離れましょう。一緒にいたいと思える人、行きたいと感じる場所に行く時間を大切にすれば、前向きな気持ちになり、いいアイディアが浮かぶなど、自分の中からプラスのエネルギーが湧き上がってきます。

この場所の雰囲気は好きとか、なんかいい感じ、と感じることってありますよね？　それは直感的に「合う場所」「合わない場所」を感じ取っているからです。私はその直感に従うようにしています。

同様に、人に対しても直感は働きます。挨拶を交わしただけなのに、この人は気が合いそうとか、ちょっと合わないかな、と感じることはありませんか。

第一印象がいい人とは、物事がスムーズに進み、予想以上の結果につながることもある反面、第一印象が悪い人とは、残念な結果になることが多い、というのが私の経験則です。思い返すと、初めてもらったメールもいい加減な文面だったし、初対面の印象がよくなくて、なんとなく嫌な予感がしたな、などと違和感を感じたまま進んでいることがあります。

そのときは、気になりつつも、「大したことじゃないからいっか」とやり過ごすのですが、あとあとになって、「やっぱり……」というパターンが多い気がします。根拠がなく、ないがしろにしがちですが、**直感は自分の深層心理として大切にしたいものです。**

⑦ フォーカスを変えて見る

人は、やらなくてはいけないことが増えてくると、気持ちにゆとりがなくなって心のバランスを崩しやすくなります。

だから「やりたいこと」と「やるべきこと」のバランスを取るのが大切なのですが、言葉にするのは簡単ですよね。

やりたいことが仕事になっている方、仕事にやりがいや楽しみを見つけている方は、バランスを取りやすいでしょう。それ以外の方は、平日は特に、仕事、家事、育児、勉強など、やらなくてはいけないことだらけだと思います。

「土日にまとめてやりたいことをやろう」と思っていても、実際には一日中寝て過ごしてしまったり……。ちょっとずつでも平日に自由な時間を持てるといいのですが、それも非現実的な提案であれば、「やるべきこと」を別の角度から見ることをオススメします。

私の場合、走ることが100％大好きだからしている、ということではなく、職業上、体作りの必要があるから、義務のひとつとしてやっています。

それでも走ることを「やりたいこと」と考えられるのは、走った後に得られる**大きな達成感にフォーカスしている**からです。

フォーカスを変えれば、義務でしかないことの中にも、きっとやりがいや楽しみを見つけられるはずです。

食の習慣

以前、B－lifeでダイエットモニター企画を行ったとき、
栄養指導をお願いしたのが管理栄養士の豊永彩子さんでした。
それ以降、オンラインサロンで指導を続けてもらい、私をはじめ多くのメンバーの食生活を改善し、
正しいダイエットで美しく健康的な体に導いてくれています。
彩子さんの栄養指導の柱は、「体と心も整えて、ヨガをはじめとする運動の効果を最大限に引き出すこと」です。
詳しくは、ご本人に解説してもらいましょう。

① たんぱく質リッチ／動物性たんぱく質を毎食のメインディッシュに
② 過度な糖質オフはNG／1食のご飯の量は握りこぶし1つ分
③ おやつも栄養を補えるものを／ナッツやドライフルーツがオススメ
④ 野菜不足はサラダ以外でも補える／サラダ＝ヘルシーとは限らない
⑤ 油もいろんな種類のものを／酸化しやすい大容量ボトルは買わない
⑥ 調理も味付けもシンプルに／味覚が整いやすい
⑦ 原材料はシンプルなほうが◎／ラベルを見てから買う

B-lifeが提案する「7つの食習慣」

ダイエットや体を引き締めたい女性が陥りがちなのは、過度な糖質オフや油抜きなど、誤った食事制限をしてしまうことです。

例えば、肉や魚などのたんぱく質は筋肉の素で、体の土台になる栄養素なのに、「カロリーが少なくてヘルシーそう」という理由で、野菜ばかり食べるなど。

それで頑張って運動しても、栄養不足の状態なので、脂肪を燃やす栄養も足りず、思うようなダイエット効果が得られません。それどころか、ストレスが溜まって、ヤケ食いに走りやすくなることも。体を引き締めたくても、筋肉の材料になる栄養がないので、筋肉は育ちません。筋肉自体がエネルギーとして使われて、筋肉量が減少してしまうのです。

ダイエットや引き締めを成功させたいのなら、栄養を代謝して活用できるコンディションを作ること。そのためには、栄養をきちんと摂って体と心を整えながら行う必要があります。

マリコさんのヨガを続けるなら、それにふさわしい栄養をとりましょう。そのほうが、頑張った分だけ効果が出やすくなります。同時に不調が改善し、笑顔で過ごせる時間も増えます。

具体的に実践してもらいたいポイントは、次の7つです。B-lifeのオンラインサロンで指導しているのと同じ内容で、正しい食事との向き合い方や食材選びで迷っている方にも、いいヒントになると思います。ぜひ、取り入れてください。

管理栄養士／豊永彩子（とよなが・あやこ）

米国NTI認定栄養コンサルタント、食活カウンセラー／味覚カウンセラー。ストイックなダイエットの失敗やストレスから体調を崩した時期を乗り越え、独自の減量法で約10kgのダイエットと体質改善に成功。その経験を元に、3カ月で美と健康が手に入るオリジナルの「食行動改善メソッド」を生み出す。自分では気づけない食べグセが解消してスムーズに減量できるだけではなく、仕事の生産性向上や体質改善、メンタルケアにもつながると評判に。毎月開催するワークショップをはじめ、個別カウンセリング・コンサルティング、セミナーなどを通して500人以上をサポートする。レシピ本やコラムの執筆のほか、フードコーディネート、商品開発、企業スタッフ研修など幅広く活躍。 HP https://www.sungrant.gifts/

①

たんぱく質リッチ

動物性たんぱく質を毎食のメインディッシュに

たんぱく質には植物性と動物性がありますが、より積極的に取ってほしいのは動物性のほうです。体の中でエネルギーを生み出すために必要な鉄や亜鉛などのミネラルも豊富に含んでいるからです。

肉と魚の割合は半々を目指して、できるだけ色んな種類を食べるように心がけましょう。肉なら鶏、豚、牛をローテーションで食べてください。それぞれに特徴があります。例えば、鶏肉は脂肪が少なくて消化がよく、コストが安いのも魅力。豚肉はビタミンB1が豊富で、牛肉は鉄や亜鉛が豊富など。ダイエットというと鶏の胸肉やササミのイメージが強いかもしれませんが、部位にこだわる必要はありません。いずれも、1食につき片手のひら1枚分を目安量にしましょう。卵、チーズ、ヨーグルトも動物性たんぱく質です。いずれも手軽に食べられるものなので、忙しい朝食にオススメです。

「たんぱく質リッチ」を実践した方からは「毎日食べずにはいられなかった甘い物を欲しなくなりました！」という声が多く寄せられます。マリコさんもその一人でしたよね。甘い物は手っ取り早くエネルギーになる糖でできていますが、たんぱく質をきちんと摂ると体の中でエネルギーを生み出しやすくなるため、糖をたくさん取る必要がなくなるのです。甘い物に目がないという方は、たんぱく質不足を疑ってみるといいかもしれません。

② 過度な糖質オフはNG 1食のご飯の量は握りこぶし1つ分

いっとき糖質オフが流行った影響か、ご飯は太ると思い込んでいる方が多く、「1食のご飯の適切な量がわからない」という質問をたくさん受けます。

糖質は3大栄養素のひとつで、お米は良質な糖質を取れる代表的な食材です。ご飯の量を削りすぎるほうが危険だと、私は考えています。1食のご飯の量は握りこぶし1つ分を目安にしてください。コンビニのおにぎり1つと同じ量です（コンビニのおにぎりのご飯量は約100g）。※ハードなヨガや一日動き回る方、男性などはおにぎり2つでもOKです。

夕飯が遅くなる場合は例外で、ご飯の量を減らすか、ナシにします。寝る間際に食べれば太りやすくなるだけではなく、寝つきが悪くなったり眠りが浅くなる場合があるからです。その分朝と昼で多めに食べ、一日を通して握りこぶし3個分のご飯を食べるように調整してください。つまり、握りこぶし3個分のご飯を、一日の食事回数に振り分ければOKです。

ただし、たまの外食にまで神経質になりすぎないように。食事を楽しむときは楽しむという能力も、心身の健康に欠かせません。その分、翌日のご飯の量を減らすなどして調整すればいいのです。

③

おやつも栄養を補えるものを

ナッツやドライフルーツがオススメ

ナッツの中でもっとも栄養価が高いのはアーモンドですが、いろんな種類が入っていて、様々な栄養素を摂れるミックスナッツを購入するといいでしょう。一回の目安量は、片手一握りで30グラム（約180キロカロリー）。素焼きで無塩タイプがオススメですが、味がなくて美味しく食べられないのなら、有塩タイプをミックスしてもOK。

特に、月経前は体のホルモンバランスが崩れるため、甘いものやしょっぱいものを欲します。そういうときは素直に有塩タイプを食べてもいいように、普段は無塩タイプにしておけばいいだけです。ダイエット中でも、食べることを楽しむ姿勢は必要です。

ナッツ以外のオススメのおやつは、ドライフルーツ、チーズ、ヨーグルト、小魚アーモンドなど。意外かもしれませんが、プリンもOKです。

プリンは砂糖が入っていますが、砂糖以外の材料は牛乳と卵で、たんぱく質を補えます。同様の理由から、シャーベットを選ぶなら、アイスクリームのほうがいいでしょう。おやつとしてアイスクリームを勧めるわけではありませんが、シャーベットの材料は水と砂糖で、食べると血糖値が急上昇します。いっぽうのアイスクリームはたんぱく質の乳製品が入っているため、血糖値の急上昇はおきません。カロリーが低いのはシャーベットですが、体を作りながらダイエットをするにはアイスクリームのほうがオススメです。外食先などでどちらにするか迷ったら、アイスクリーム、その中でも、原材料表示の少ないシンプルな材料の商品を選んでみてください。

④ 野菜不足はサラダ以外でも補える

サラダ＝ヘルシーとは限らない

野菜不足を自覚していて、意識して野菜をよく食べるようにするのはとてもいいことです。ただし、コンビニやスーパーなどで売られるサラダはオススメしません。

それらのサラダに使われている野菜は、加工段階で栄養成分が流出してしまっている可能性が高く、質が落ちます。複数の野菜が入っていても、栄養価が低ければあまり意味はありません。素材そのもののプチトマトを買ったほうが、質のいい栄養を摂ることができます。

ほうれん草や小松菜などの色の濃い緑黄色野菜のおひたしや、野菜がたくさん入っている味噌汁やとん汁、けんちん汁のほうが断然オススメです。

⑤

油もいろんな種類のものを

酸化しやすい大容量ボトルは買わない

オンラインサロンでアンケートを取ったところ、メンバーがよく使う油はごま油、オリーブオイル、米油でした。サラダオイルとして売られる混合油を使っている人がいなかったのは、健康に対する意識の高さの表れでしょう。

油も質が大切です。調理に使うものと、ドレッシングなどに使って生で食べるものがありますが、色んな種類を摂るのが理想です。いつも同じものを買うのではなく、料理によって変えるといいでしょう。

できれば毎日摂ってほしいのは、えごま油や亜麻仁油、シソ油などのオメガ3（n-3）系脂肪酸を豊富に含む油です。オメガ3系脂肪酸は青魚にも多く含まれる必須脂肪酸の一つで、人の体内で生成できません。えごま油、亜麻仁油、シソ油などから摂る場合、一日に摂る量の目安は大さじ1杯。毎食小さじ1杯ずつ、納豆や味噌汁、おひたし、サラダなどにかけて食べるのが隠し味になってオススメです。ただし、オメガ3系の油は酸化に弱いので、冷暗所に保管して早く使い切るように。

そのほかの油にとっても、酸化は大敵です。どんなに体にいいものも、酸化していたら体に悪いものに。大容量ボトルのものは酸化しやすいので、買わないようにしましょう。

⑥

調理も味付けもシンプルに

味覚が整いやすい

外食や買ってきたお惣菜、加工品を食べることが多い人は、食品添加物をたくさん取っているため、味覚が鈍りがちな傾向があります。味覚は、体に必要なものを察するセンサーなのに、鈍ってしまうとセンサーとして機能しづらくなります。すると、体に必要なものがわからなくなるだけではなく、食欲もコントロールしにくくなってしまうのです。

それを正すために、できるだけ食材の原型がわかるもの、かつ、シンプルな味付けのものを食べるようにしましょう。

例えば、ハンバーグよりステーキ。煮魚よりお刺身。焼き鳥なら、つくねよりもねぎまや手羽、レバーなど。味付けもタレより塩で、できるだけシンプルなものを選んでください。タレには食品添加物が多く含まれている傾向があります。

オンラインサロンのメンバーの中には、シンプルな調理と味付けを心がけたら、子どもが冷凍食品を美味しいと言わなくなった、という方がいます。肥満ぎみのご主人が3カ月で5kg痩せた、という方も！

お母さんの食に対する考え方が変わると、家族全員が自然と健康になります。自炊を基本にすると調理する時間と手間はかかりますが、かけがえのない健康が手に入るわけです。

食費の節約にもなるので、できる範囲で自炊されることをオススメします。お惣菜や外食が多い場合は、選び方や摂り方を工夫するところからスタートしましょう。

⑦ 原材料はシンプルなほうが◎
ラベルを見てから買う

食品や調味料を買うときは、必ず原材料が書かれた裏面のラベルを見ましょう。ラベルを見るポイントは、まず、できるだけ使われている材料が少なくて、シンプルであること。つまり、記載されている量が少ないほど素材の味がわかりやすい、ということです。含有量が多い順に記載されているので、その点も気にして見るといいと思います。できるだけ食品添加物が少ないものを選ぶのもポイントです。添加物名で「なんだこれ？」と思う名前のものがありますよね。名前がわからないようなものは、なるべく少ないほうがいいし、できるだけ体に入れないほうが賢明です。

こうして原材料を見極める力がつくと、よりいいものを選べるようになります。それは、体によりいいものを取り入れることに直結しますから、健康状態の回復や太りにくい体質など、理想的な状態を手に入れやすくなるのです。「完全にカット」というよりも、「いいものを取り入れる」という意識で大丈夫です。

4週間カレンダーの使い方

「動画がありすぎて何をやればいいかわからない」「効果に合わせてやりたい！」という方にむけて、4週間でヨガ生活を習慣化するプログラムを組みました。
この本の朝・昼・夜ヨガ（特別編）と、既存のYouTube動画を組み合わせているので、おうちで誰でも始められます。難しいと感じる方は、ご自身の心地よいペースに調整しても大丈夫。ぜひ、チャレンジしてみてください。

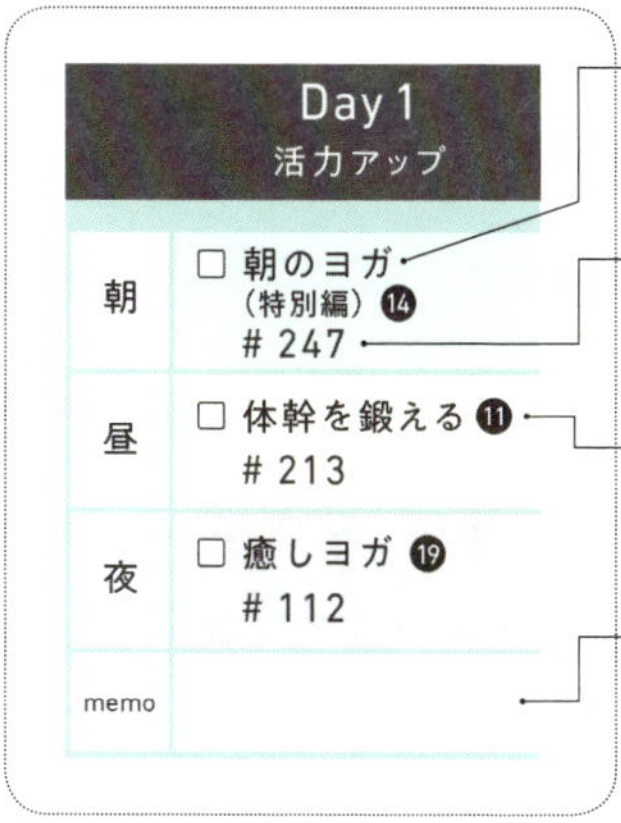

動画タイトル

すべてYouTubeの動画と連携！

動画番号

B-lifeのYouTubeで「#番号」を検索すると動画にとべる

動画の再生時間

時間がない場合はここを目安にできるものを選んで調整しよう

メモスペース

その日の体調、本の習慣で実践したこと、他に実践したプログラムなどを書き込もう

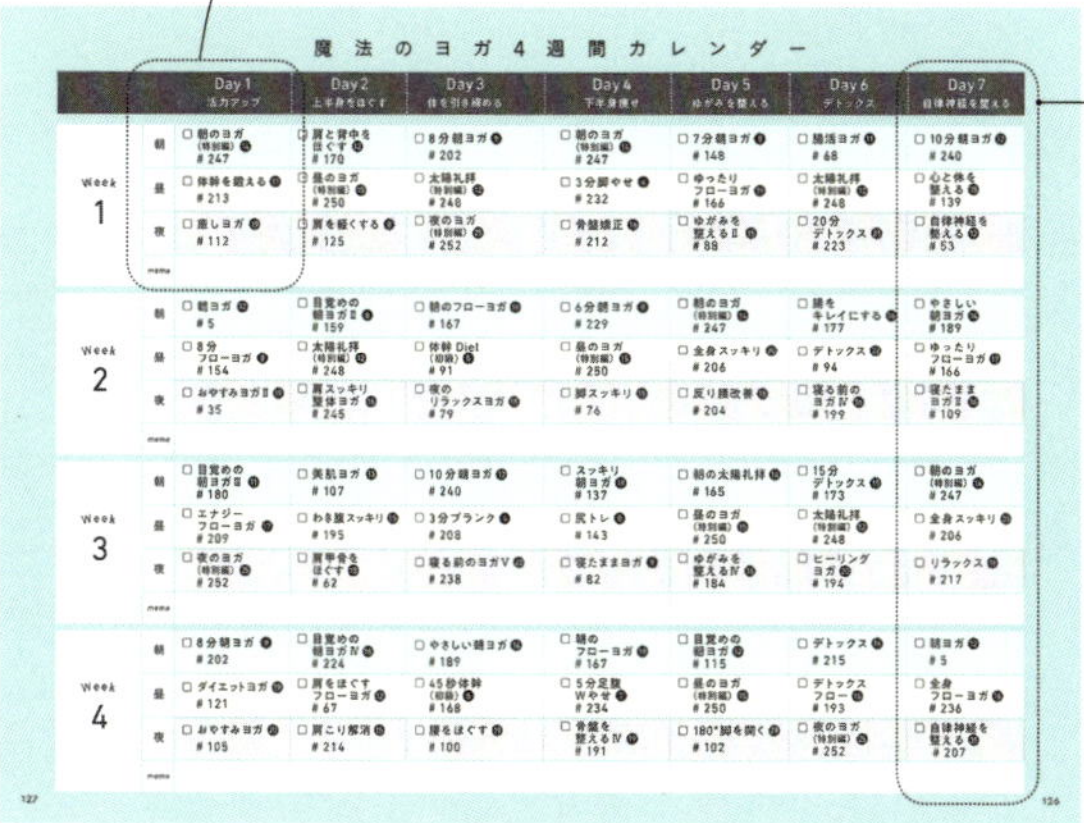

魔法のヨガ4週間カレンダー

		Day1 活力アップ	Day2 上半身をほぐす	Day3 体を引き締める	Day4 下半身痩せ	Day5 ゆがみを整える	Day6 デトックス	Day7 自律神経を整える
Week 1	朝	□ 朝のヨガ（特別編） # 247	□ 肩と背中をほぐす # 170	□ 8分朝ヨガ # 202	□ 朝のヨガ（特別編） # 247	□ 7分朝ヨガ # 148	□ 腸活ヨガ # 68	□ 10分朝ヨガ # 240
	昼	□ 体幹を鍛える # 213	□ 昼のヨガ（特別編） # 250	□ 太陽礼拝（特別編） # 248	□ 3分脚やせ # 232	□ ゆったりフローヨガ # 166	□ 太陽礼拝（特別編） # 248	□ 心と体を整える # 139
	夜	□ 癒しヨガ # 112	□ 肩を軽くする # 125	□ 夜のヨガ（特別編） # 252	□ 骨盤矯正 # 212	□ ゆがみを整えるⅡ # 88	□ 20分デトックス # 223	□ 自律神経を整える # 53
	memo							
Week 2	朝	□ 朝ヨガ # 5	□ 目覚めの朝ヨガⅡ # 159	□ 朝のフローヨガ # 167	□ 6分朝ヨガ # 229	□ 朝のヨガ（特別編） # 247	□ 腸をキレイにする # 177	□ やさしい朝ヨガ # 189
	昼	□ 8分フローヨガ # 154	□ 太陽礼拝（特別編） # 248	□ 体幹Diet（初級） # 91	□ 昼のヨガ（特別編） # 250	□ 全身スッキリ # 206	□ デトックス # 94	□ ゆったりフローヨガ # 166
	夜	□ おやすみヨガⅡ # 35	□ 肩スッキリ整体ヨガ # 245	□ 夜のリラックスヨガ # 79	□ 脚スッキリ # 76	□ 反り腰改善 # 204	□ 寝る前のヨガⅣ # 199	□ 寝たままヨガⅡ # 109
	memo							
Week 3	朝	□ 目覚めの朝ヨガⅢ # 180	□ 美肌ヨガ # 107	□ 10分朝ヨガ # 240	□ スッキリ朝ヨガ # 137	□ 朝の太陽礼拝 # 165	□ 15分デトックス # 173	□ 朝のヨガ（特別編） # 247
	昼	□ エナジーフローヨガ # 209	□ わき腹スッキリ # 195	□ 3分プランク # 208	□ 尻トレ # 143	□ 昼のヨガ（特別編） # 250	□ 太陽礼拝（特別編） # 248	□ 全身スッキリ # 206
	夜	□ 夜のヨガ（特別編） # 252	□ 肩甲骨をほぐす # 62	□ 寝る前のヨガⅤ # 238	□ 寝たままヨガ # 82	□ ゆがみを整えるⅣ # 184	□ ヒーリングヨガ # 194	□ リラックス # 217
	memo							
Week 4	朝	□ 8分朝ヨガ # 202	□ 目覚めの朝ヨガⅣ # 224	□ やさしい朝ヨガ # 189	□ 朝のフローヨガ # 167	□ 目覚めの朝ヨガ # 115	□ デトックス # 215	□ 朝ヨガ # 5
	昼	□ ダイエットヨガ # 121	□ 肩をほぐすフローヨガ # 67	□ 45秒体幹（初級） # 168	□ 5分足腰Wやせ # 234	□ 昼のヨガ（特別編） # 250	□ デトックスフロー # 193	□ 全身フローヨガ # 236
	夜	□ おやすみヨガ # 105	□ 肩こり解消 # 214	□ 腰をほぐす # 100	□ 骨盤を整えるⅣ # 191	□ 180°脚を開く # 102	□ 夜のヨガ（特別編） # 252	□ 自律神経を整える # 207
	memo							

127　126

曜日ごとのテーマ

月曜日は「活力アップ」火曜日は「上半身をほぐす」など、曜日ごとにテーマを設定。自分の体調に合わせてアレンジしてもOK！

← 動画にとべるPDFデータ

こちらのQRコードからカレンダーのPDFデータをダウンロード！
動画タイトルをタップすれば動画が映ります。
モチベーションアップのために、印刷して壁に貼るのもオススメです。

週間カレンダー

Day 4 下半身痩せ	Day 5 ゆがみを整える	Day 6 デトックス	Day 7 自律神経を整える
□ 朝のヨガ（特別編）⑭ # 247	□ 7分朝ヨガ ⑧ # 148	□ 腸活ヨガ ⑪ # 68	□ 10分朝ヨガ ⑫ # 240
□ 3分脚やせ ④ # 232	□ ゆったりフローヨガ ⑲ # 166	□ 太陽礼拝（特別編）⑫ # 248	□ 心と体を整える ⑮ # 139
□ 骨盤矯正 ⑯ # 212	□ ゆがみを整えるⅡ ⑮ # 88	□ 20分デトックス ㉑ # 223	□ 自律神経を整える ⑫ # 53
□ 6分朝ヨガ ⑧ # 229	□ 朝のヨガ（特別編）⑭ # 247	□ 腸をキレイにする ⑯ # 177	□ やさしい朝ヨガ ⑭ # 189
□ 昼のヨガ（特別編）⑮ # 250	□ 全身スッキリ ⑳ # 206	□ デトックス ㉒ # 94	□ ゆったりフローヨガ ⑲ # 166
□ 脚スッキリ ⑮ # 76	□ 反り腰改善 ⑮ # 204	□ 寝る前のヨガⅣ ⑯ # 199	□ 寝たままヨガⅡ ⑯ # 109
□ スッキリ朝ヨガ ⑱ # 137	□ 朝の太陽礼拝 ⑭ # 165	□ 15分デトックス ⑮ # 173	□ 朝のヨガ（特別編）⑭ # 247
□ 尻トレ ⑧ # 143	□ 昼のヨガ（特別編）⑮ # 250	□ 太陽礼拝（特別編）⑫ # 248	□ 全身スッキリ ⑳ # 206
□ 寝たままヨガ ⑨ # 82	□ ゆがみを整えるⅣ ⑯ # 184	□ ヒーリングヨガ ⑳ # 194	□ リラックス ⑱ # 217
□ 朝のフローヨガ ⑱ # 167	□ 目覚めの朝ヨガ ⑫ # 115	□ デトックス ⑯ # 215	□ 朝ヨガ ⑫ # 5
□ 5分足腹Wやせ ⑦ # 234	□ 昼のヨガ（特別編）⑮ # 250	□ デトックスフロー ⑯ # 193	□ 全身フローヨガ ⑯ # 236
□ 骨盤を整えるⅣ ⑲ # 191	□ 180°脚を開く ㉘ # 102	□ 夜のヨガ（特別編）㉕ # 252	□ 自律神経を整える ㉟ # 207

魔法のヨガ4

		Day 1 活力アップ	Day 2 上半身をほぐす	Day 3 体を引き締める
Week 1	朝	□ 朝のヨガ（特別編）⑭ # 247	□ 肩と背中をほぐす ⑫ # 170	□ 8分朝ヨガ ⑨ # 202
	昼	□ 体幹を鍛える ⑪ # 213	□ 昼のヨガ（特別編）⑮ # 250	□ 太陽礼拝（特別編）⑫ # 248
	夜	□ 癒しヨガ ⑲ # 112	□ 肩を軽くする ⑧ # 125	□ 夜のヨガ（特別編）㉕ # 252
	memo			
Week 2	朝	□ 朝ヨガ ⑫ # 5	□ 目覚めの朝ヨガⅡ ⑧ # 159	□ 朝のフローヨガ ⑱ # 167
	昼	□ 8分フローヨガ ⑧ # 154	□ 太陽礼拝（特別編）⑫ # 248	□ 体幹 Diet（初級）⑤ # 91
	夜	□ おやすみヨガⅡ ⑲ # 35	□ 肩スッキリ整体ヨガ ⑯ # 245	□ 夜のリラックスヨガ ⑱ # 79
	memo			
Week 3	朝	□ 目覚めの朝ヨガⅢ ⑪ # 180	□ 美肌ヨガ ⑬ # 107	□ 10分朝ヨガ ⑫ # 240
	昼	□ エナジーフローヨガ ⑰ # 209	□ わき腹スッキリ ⑮ # 195	□ 3分プランク ④ # 208
	夜	□ 夜のヨガ（特別編）㉕ # 252	□ 肩甲骨をほぐす ⑱ # 62	□ 寝る前のヨガV ㉒ # 238
	memo			
Week 4	朝	□ 8分朝ヨガ ⑨ # 202	□ 目覚めの朝ヨガⅣ ⑯ # 224	□ やさしい朝ヨガ ⑭ # 189
	昼	□ ダイエットヨガ ⑲ # 121	□ 肩をほぐすフローヨガ ⑫ # 67	□ 45秒体幹（初級）⑥ # 168
	夜	□ おやすみヨガ ⑳ # 105	□ 肩こり解消 ⑮ # 214	□ 腰をほぐす ⑲ # 100
	memo			

やさしいヨガ7日間プログラム

ここまでのプログラムが「ちょっと難しいかも…」「なかなか続けられない」と感じた方には、こちらがおすすめ。初心者でも簡単にできるポーズで構成した、7日間のプログラムです。1日ひとつ、動画に合わせて15分前後で行えます。

DAY 1	心と体を整える
DAY 2	骨盤矯正
DAY 3	体幹を鍛える
DAY 4	肩こり解消
DAY 5	デトックス
DAY 6	脚やせ
DAY 7	リラックス

ゆったりとした
呼吸で心地よく

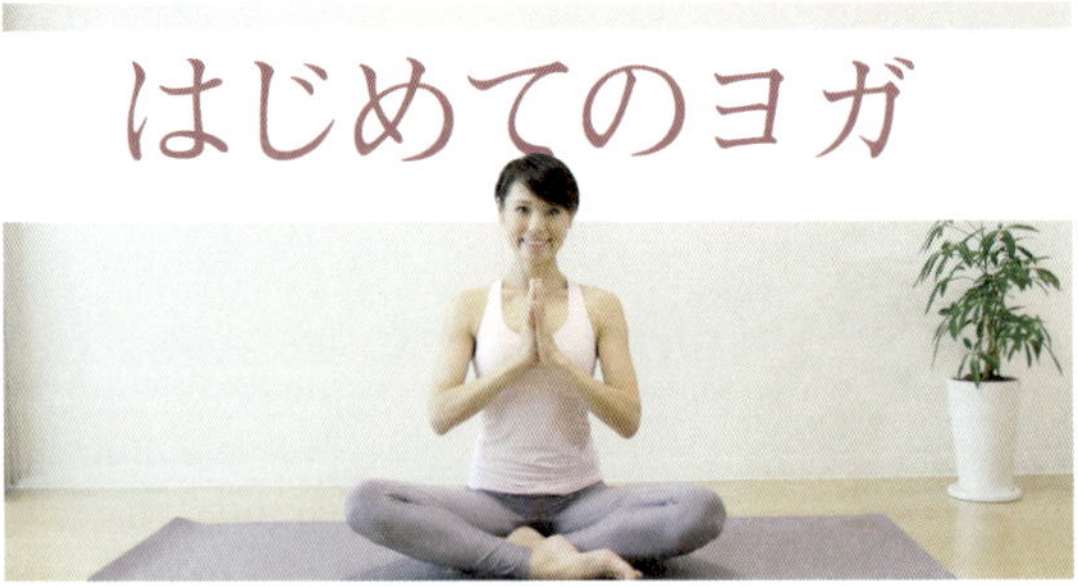

◀詳細はこちら!
https://www.blifetokyo.com/yoga-beginner

おわりに

この度は数ある中からこの本を手に取っていただき、ありがとうございます。

かつてジムのインストラクターだった私は、夜のクラスも担当していたため、かなり不規則な生活を送っていました。

妊娠して規則正しい生活に変えると、極度の疲労感を感じなくなり、気持ちのアップダウンも減り、前向きな状態を維持しやすくなった気がします。

つくづく、生活のリズムを整える大切さを実感しますが、そうしたくてもできるときばかりではないのが現代人です。忙しさのあまり、自分が疲れていること、必要以上に頑張り過ぎている状態に気づけない方も、たくさんいるのではないでしょうか。

動画の視聴者の方からも「ヨガをして初めて自分が疲れていることに気づいた」という感想をいただくことがあります。「もっと簡単にできると思ったら、体のあちこちが凝り固まっていて全然できなかった」という声も少なくありません。ですが、そうした気づきが、ヨガで得られる効果のひとつだと、私は考えます。健康な生活は、自分の変化や疲れに気づいてあげることから始まります。

この本で紹介した朝ヨガ、昼ヨガ、夜ヨガをはじめ、私たちがYouTubeで配信している動画は、ひとつのプログラムにつき10〜20分程度。

「考え事があってモヤモヤしていたけどヨガをしたら頭の中までスッキリした！」

「いいアイディアが浮かんだ！」

「不安がなくなった！」

こんなふうに、ちょっとした隙間時間で、体と心の調子を把握しながら、より快適な状態に整えることができるはずです。心の調子がすぐれないときほど体を動かして、一緒に思考も代謝させるのがマリコ流です。無理のない範囲で、習慣にしていただけたら嬉しいです。

そして、変化していく自分を楽しんでみてください。

本書はB-life動画を実践していた実業之日本社の杉山さんから声をかけていただいたのがきっかけとなりました。身をもってB-lifeの良さを知ってくれている杉山さんだからこそ、私たちも信頼することが出来、また色々なアドバイスも心強かったです。
フリーライターの茅島さんはいつもにこやかな笑顔で話をきいてくださり、普段しゃべり下手な私も楽しみながら本の製作に取り組むことができました。最強のお二人をはじめ、カメラマン千々岩さん、デザイナー柿沼さんなど多くの方に助けられ、無事に出版できたこと、心より感謝しております。

KITさん、いつも素敵な衣装のご協力をありがとうございます。管理栄養士の彩子さん、いつも日常に役立つ食の知識を学ばせていただきありがとうございます。彩子さんとの出会いをきっかけに我が家の食生活は改善され、おかげさまで家族全員健康です!

夫トモヤは今回の出版でも全力でサポートしてくれました。表舞台に立つのはいつも私になってしまうのですが、B-lifeの綺麗な映像や音楽…クオリティの高い動画を作りだしているのはすべてトモヤのこだわりと力です。視聴者に喜んでもらおうと常に何かアイディアを考えたり、努力する姿には頭下がりますし、尊敬しています。

最愛なる娘は、私たちをいつも天真爛漫な笑顔で楽しませてくれます。
娘が生まれてこなければ、今のB-lifeは存在しません。
これからも最高の笑顔で私たちを癒し、ひかりを与えてくださいね！

改めてまわりの方々に支えられて生きている私。
言葉では足りないほど、感謝しています。
私たちは、一人では生きられません。

笑顔のまわりには笑顔が集まります。
たった一度の人生、出会えたことは奇跡です。
奇跡の出会いを大切に、毎日を楽しみながら過ごしていきたいものですね。
本やオンラインで出会えたたくさんの皆様に、ご縁を感じます。
最後まで、お読みいただきありがとうございました。
あなたのまわりにたくさんの笑顔がありますように。

２０１９年４月　ＭＡＲＩＫＯ

著者紹介

B-life／Mariko（マリコ）

千葉県出身。B-lifeインストラクター。9歳から本格的にクラシックバレエを始める。バレエを続けながら、中高時代は新体操部にも所属。短大時代は昼に学校に通い、夜は東京バレエ団の付属学校へ。短大卒業後、NBAバレエ団に入団し、日本バレエ協会など数々の舞台に出演。バレエ団退団後、バレエ講師を務めながら、ヨガ・フィットネスの様々な資格を取得し、インストラクターとして活動する。現在に至るまで延べ数千名以上の指導に努める。B-lifeでは、これまでの経験を活かし、ヨガ・フィットネス・バレエ・バレトンなど、完全オリジナルのプログラムを提供し、多くの視聴者から支持を得る。

B-life／Tomoya（トモヤ）

岐阜県出身。B-life経営。2001年、米国公認会計士を取得し、就職氷河期にITベンチャーに就職するも、2年で倒産寸前まで追い込まれる。2004年、再起を目指して単身カナダへ留学し、グローバルビジネスと英語を学ぶ。また、ここで初めてヨガと出会ったのがきっかけで、ヨガの練習に取り組み始める。帰国後、エルメスやディズニーといった外資系企業で10年間働いたのち、独立。インストラクターである妻のMarikoとともにYouTubeチャンネル「B-life」を立ち上げる。瞬く間に登録者41万人、再生回数6100万回となり、日本の女性向けヨガ、フィットネスチャンネルで圧倒的人気を誇る。B-lifeでは、経営、撮影、編集、企画まで何でもこなすマルチクリエイター。

［Web］ https://www.blifetokyo.com/

［YouTube］ www.youtube.com/c/BlifeTokyo

［Instagram］［Twitter］［facebook］ @blifetokyo

7 DAYS DIET

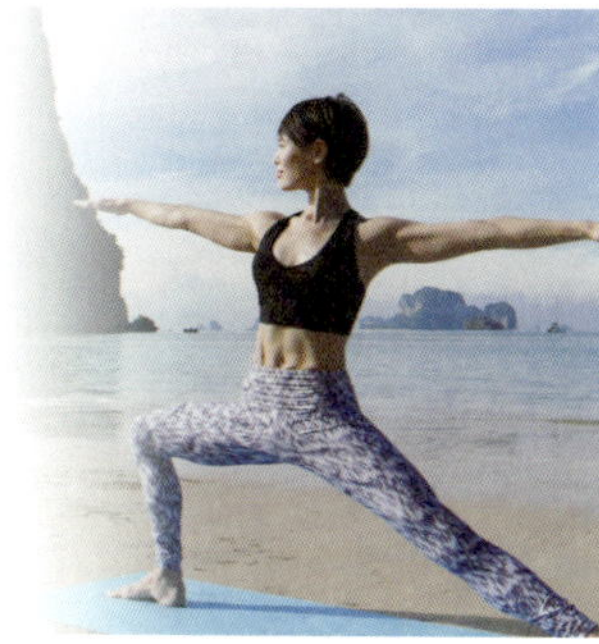

7 Days Diet

『健康的で引き締まった身体になりたい』

『柔軟でしなやかなボディラインを手に入れたい』

『お家で気軽に楽しく、効率的にダイエットしたい』

『自分の体に自信を持ち、何事も主体的に行動できるようになりたい』

『姿勢がきれいで、内側から輝く人になりたい』

そんな方におすすめの「7 Days Diet」プログラムが完成しました！
7 Days Diet はヨガ・ピラティス・フィットネスの動きを取り入れたB-lifeオリジナルの「本気のダイエットプログラム」です。毎日、体の異なった部位を効率的に引き締めていき、1週間でカラダ全身をまんべんなく鍛えることができます。
繰り返し行うことにより、数か月後には体のラインがみるみる引き締まってきます！

スペシャル特典として、この7 Days Diet を組み入れた4週間のB-life オリジナルのカレンダープログラムもついてきます。朝起きてすぐの朝ヨガや、7 Days Diet でその日使った部位の筋肉をほぐすためのリラックスヨガがバランスよく構成されています。

オンラインサロンに入会すると、Marikoから直接、運動のアドバイスを受けられたり、管理栄養士から食のアドバイスも受けられます。さらにサロン会員だと割引価格で購入ができます。

◀ 詳細はこちら！
https://lounge.dmm.com/content/1706/

自律神経みるみる整う

魔法のヨガ

2019年 5月1日　初版第1刷発行
2019年11月11日　初版第5刷発行

著　者　B-life
発行者　岩野裕一

発行所　株式会社実業之日本社
〒107-0062
東京都港区南青山5-4-30
CoSTUME NATIONAL Aoyama Complex 2F
電話（編集）03-6809-0452
（販売）03-6809-0495
http://www.j-n.co.jp/
印刷・製本　大日本印刷株式会社

文　茅島奈緒深
デザイン　柿沼みさと
撮　影　千々岩友美
撮影協力　Pygmy Company White Room
写真協力　Adobe Stock　p39、51、55、57、81、109、112-113、114-115
衣装協力　KIT（オーソ株式会社）
Special Thanks　豊永彩子
編　集　杉山亜沙美（実業之日本社）

ISBN 978-4-408-33858-3（第一趣味）